ZWILLINGSDERMATOLOGIE

EINE STUDIE ÜBER DEN ERBLICHKEITSGRAD
BEI 89 HAUTKRANKHEITEN NACH UNTERSUCHUNG
VON 370 ZWILLINGSPAAREN

VON

HANS NIERMANN

PRIVATDOZENT DR. MED., OBERARZT DER HAUTKLINIK
DER WESTFÄLISCHEN WILHELMS-UNIVERSITÄT MÜNSTER

MIT 19 ABBILDUNGEN

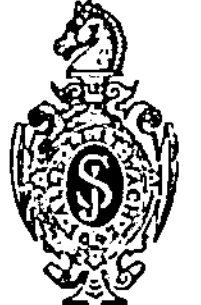

SPRINGER-VERLAG
BERLIN · GÖTTINGEN · HEIDELBERG · NEW YORK
1964

Aus der Hautklinik der Westfälischen Wilhelms-Universität Münster
(Direktor: Professor Dr. P. JORDAN)

ISBN 978-3-642-47407-1   ISBN 978-3-642-47405-7 (eBook)
DOI 10.1007/978-3-642-47405-7

Titel-Nr. 1210

Meinem Lehrer
Professor Dr. med. Paul Jordan
zum 60. Geburtstag

Vorwort

Die Anwendung der Zwillingsforschung als erbbiologische Untersuchungsmethode ist auf FRANCIS GALTON zurückzuführen, der 1875 über die „Geschichte der Zwillinge als Prüfstein von Anlage und Umwelt" berichtete. Vor allem H. W. SIEMENS und O. v. VERSCHUER war dann 1924/25 zunächst die Weiterentwicklung der Zwillingsforschung als wissenschaftliche Methode zu verdanken. Seitdem hat diese Forschungsrichtung trotz mancher Einwände, über die nach F. VOGEL aber die Zeit hinweggegangen ist, als eine Standardmethode erblicher Forschung ihren festen Platz in der Genetik.

Es muß daher verwundern, daß zumindest in der Dermatologie bisher eigentlich nur in jahrzehntelangen Intervallen größere, umfassendere Arbeiten über Zwillingsuntersuchungen erschienen sind. Das bisherige Zwillingsgut ist meist als Einzelkasuistik in der Literatur weit verstreut. Ferner konnte der jeweilige Forscher, wie auch SIEMENS einmal betonte, wegen der gewissen Schwierigkeit der Zusammenstellung größerer auslesefreier Zwillingsserien meist nur kleinere Bausteine für das zukünftige Mosaikbild über die Erblichkeit von Krankheiten liefern.

In der vorliegenden „Zwillingsdermatologie" wird somit nicht nur über die eigenen Untersuchungen berichtet, sondern es soll den Interessierten auch ermöglicht werden, frühere Literaturangaben schneller zu finden. Außerdem soll diese Arbeit einen Baustein zur Klärung des Erblichkeitsgrades von Hautkrankheiten darstellen und somit zu weiteren unerläßlich notwendigen Untersuchungen Anstoß geben.

Es sei auch an dieser Stelle nicht versäumt, Herrn Prof. JORDAN, einst Schüler von H. POLL, und Herrn Prof. v. VERSCHUER für die unzähligen Hinweise und Anregungen zu danken.

Mein Dank auch dem Verlag für Übernahme und Ausstattung dieser Arbeit!

Münster/Westf., im Dezember 1963   H. NIERMANN

Inhaltsverzeichnis

Seite

I. Einleitung 1

II. Allgemeiner erbbiologischer Teil 3
   1. Methodik der Zwillingserfassung 3
   2. Methodik der Zwillingsdiagnostik 5
      a) Polysymptomatische Ähnlichkeit 5
      b) Blutgruppen 7
      c) Zwillingsanamnese 8
   3. Häufigkeit, Geschlecht und Lebensalter bei den untersuchten Zwillingen 8

III. Spezieller dermatologischer Teil 10

   A. Vorbemerkungen 10
      1. Gang der speziellen Untersuchung 10
      2. Definition der Begriffe Konkordanz und Diskordanz 11

   B. Die beim eigenen Zwillingsgut vorgekommenen Hautkrankheiten . 12
      1. Maculöse Dermatosen 12
      2. Erythemato-squamöse Dermatosen 15
      3. Vesiculöse und bullöse Dermatosen 19
      4. Sklerosen und Atrophien 21
      5. Granulomatosen 24
      6. Dermatosen bei Gefäßkrankheiten 25
      7. Durch physikalische und chemische Schädigungen bedingte Krankheiten der Haut 29
      8. Allergodermien 30
      9. Dermatomykosen 39
     10. Hauttuberkulose 42
     11. Pyodermien 47
     12. Viruskrankheiten 49
     13. Naevi und Naevuskrankheiten 51
     14. Gutartige Geschwülste 54
     15. Bösartige Geschwülste 57
     16. Gefäßnaevi, Teleangiektasien, Angiome 61
     17. Keratosen 73
     18. Krankheiten der Schweißdrüsen 75
     19. Krankheiten der Talgdrüsen 76
     20. Haarkrankheiten 78
     21. Krankheiten der Mundschleimhaut 84
     22. Störungen der Fertilität des Mannes 85

IV. Besprechung der Ergebnisse 87

V. Statistische Sicherung der Ergebnisse 95

VI. Zusammenfassung 98

Alphabetisches Verzeichnis der bei dem eigenen Zwillingsgut beobachteten
Dermatosen 99

Literatur 100

Erläuterung der Abkürzungen

EZ: Eineiiges Zwillingspaar bzw. eineiiger Zwilling

ZZ: Zweieiiges Zwillingspaar bzw. zweieiiger Zwilling

PZ: Pärchenzwillinge bzw. Pärchenzwilling

A: Auslesefreie Serie

E: Einzelkasuistik

k: Konkordant

d: Diskordant

n: Gesamtzahl

I: Erstgeborener Zwilling

II: Zweitgeborener Zwilling

Druckfehlerberichtigung

Seite 59. Die Legende der Abb. 9 muß wie folgt lauten:

Abb. 9. Basalzellkrebs, I (links) Zustand nach Röntgenbestrahlung eines
Epithelioms an der rechten Nasenseite, II (rechts) erscheinungsfrei

I. Einleitung

Die Zwillingsforschung ist eine erbbiologische Untersuchungsmethode, die beim Menschen die Feststellung ermöglicht, ob und in welchem Maße eine Krankheit erblichen Einflüssen unterliegt. Man unterscheidet bei den Zwillingen bekanntlich eineiige (EZ) von den gleichgeschlechtigen zweieiigen Zwillingen (ZZ) und den verschiedengeschlechtigen Pärchenzwillingen (PZ). Bei den EZ handelt es sich um erbgleiche Menschen, während ZZ wie Geschwister in einem Teil ihrer Erbanlagen verschieden sind. Das Vorhandensein bestimmter Merkmale oder Krankheiten bei nur einem der Zwillinge muß im allgemeinen nicht erblich und somit umweltbedingt sein. SIEMENS formulierte die „zwillingspathologische Vererbungsregel" folgendermaßen: „Alle erblichen und alle erblich-dispositionellen Leiden werden bei ZZ seltener gemeinsam angetroffen als bei EZ".

Es ist vor allem das Verdienst des Erbforschers und Dermatologen SIEMENS und des Humangenetikers und Internisten v. VERSCHUER, die Methodik der Zwillingsforschung als wissenschaftliche Untersuchungsmethode weiterentwickelt zu haben. Das 1924 von SIEMENS herausgegebene Buch „Zwillingspathologie" gab wesentliche Anregungen. Ein weiteres frühes humangenetisches Standardwerk der Zwillingsforschung ist das von v. VERSCHUER mit DIEHL (1933) verfaßte Buch über „Zwillingstuberkulose". In Anlehnung an diese genannten beiden richtunggebenden Werke wurde für den vorliegenden Beitrag der Titel „Zwillingsdermatologie" gewählt.

Seit den Arbeiten von SIEMENS und v. VERSCHUER sind mit der Zeit eine Fülle von Veröffentlichungen über Zwillingsuntersuchungen erschienen, die zuletzt 1951 in dem Buch von GEDDA „Studio dei Gemelli" zusammengefaßt wurden. Viele Berichte unterliegen dem Fehler einseitiger Interessantheitsauslese, d. h. es wird häufig nur über ein eineiiges Zwillingspaar berichtet, das an der gleichen Krankheit litt. Es sind bisher nur wenige größere auslesefreie Serien von Zwillingen mit Hautkrankheiten vorhanden:

In der 1924 erschienenen „Zwillingspathologie" lagen den von SIEMENS erhobenen Befunden die Untersuchungen von 52 EZ und 36 ZZ zugrunde. SIEMENS hat später gewiß viel mehr Zwillinge untersucht, sie sind aber auf seine zahlreichen Arbeiten verteilt angegeben, so daß man nicht mit Sicherheit entscheiden kann, wie groß wohl die Gesamtzahl seiner untersuchten Zwillinge ist. Ein Zusammenzählen dieser Zwillinge mit verschiedenen Hautkrankheiten würde kein genaues

Bild geben, da mancher Zwilling sicher mehrere Hautanomalien hatte und somit bei den einzelnen Dermatosen wiederholt angeführt wurde.

SCHOKKING, Schüler von SIEMENS, führte in seiner 1931 veröffentlichten Arbeit „Uitbreiding van het Tweelingonderzoek in Nederland" Untersuchungen von 166 Zwillingspaaren (71 EZ und 95 ZZ) an, die er vor allem auf das Vorhandensein von Hautkrankheiten wie z. B. Teleangiektasien, Unnaschem Naevus, Acne vulgaris u. a. m. untersuchte.

NEKAM berichtete 1939 über „Dermatologische Beziehungen von erbwissenschaftlichen Beobachtungen an Budapester Zwillingen" bzw. 1940 über „Dermatologische Beziehungen der heredobiologischen Untersuchungen an Budapester Zwillingen". Die Ergebnisse der Untersuchungen von 421 Zwillingspaaren faßte er in fünf Gruppen folgendermaßen zusammen: Vollkommene Idiotypie bestand bei Farbe der Haut und der Haare, Dichte der Behaarung, Form und Lagerung der Nägel, Ohren, Augen, Lippen und Ausbildung des Fettpolsters. Eine große erbliche Neigung lag vor allem bei Cutis marmorata, Neigung zur Keloidbildung, Epheliden, Seborrhoe, Acne und Keratosis pilaris vor. Mittelmäßige Neigung zur Vererbung fand sich bei Naevi pigmentosi und Zeichnungen der großen Gefäße. Der Erbfaktor hatte nur geringen Einfluß bei sonstigen Narbenbildungen und Verlauf des Haarwirbels. Frei von erblichen Einflüssen waren Leberflecke, Zahl und Lokalisation von Naevi vasculosi, Hautfibrome, Dermographismus und Stärke der Tuberkulinreaktion. Die ungarischen Arbeiten waren im Original nicht zugänglich. Die Angaben der Seitenzahlen (875—877 bzw. 41—45) im Zbl. Haut- u. Geschl.-Krk. 64, 210 (1940) bzw. 66, 91 (1941) lassen vermuten, daß es sich nur um kurz zusammengefaßte Übersichtsangaben über ein sonst sehr großes Zwillingsgut handelte.

1945 berichtete MELSOM über „Dermatological investigations on 22 pairs of identical twins". Es handelt sich um EZ mit Epheliden, Lentigines, Naevus vasculosus, Psoriasis, Vitiligo, Dermatitis herpetiformis Duhring, Acne vulgaris, Seborrhoea capitis, Dermatofibrom, Alopecia areata, Hand- und Fingerekzem, Urticaria und pruriginösem Ekzem.

Sonst liegen in der Literatur keine Arbeiten vor, die ausschließlich über eine größere Zahl von Zwillingen mit Hautkrankheiten berichten. Oftmals werden allerdings in auslesefreien Zwillingsserien mit anderen Krankheiten gemeinsam Zwillinge, die an Hautkrankheiten litten, angeführt, so bei v. VERSCHUER u. ZIPPERLEN, CURTIUS u. KORKHAUS, WEITZ, BRAUNS, SCHILLER, PFISTER, KRÜGER u. a. m. Trotz der wesentlichen Impulse für die Zwillingsforschung durch GALTON (1875) sowie SIEMENS (1924), WEITZ (1924) und v. VERSCHUER (1925) sind doch immer nur gelegentliche, jahrzehntelangen Intervallen unterliegende Versuche unternommen worden, größere Serien von Zwillingen mit Hautkrankheiten zusammenzustellen.

An der Universitäts-Hautklinik Münster wurden vom 1. 1. 1955 bis 31. 12. 1960 insgesamt 553 Zwillingsprobanden in einer auslesefreien Serie erfaßt. Es handelt sich hierbei wohl um die größte auslesefreie Serie von Zwillingen mit Hautkrankheiten, die von einem Untersucher registriert wurde. Über die Ergebnisse dieser Untersuchungen wird in der vorliegenden Arbeit berichtet.

II. Allgemeiner erbbiologischer Teil

1. Methodik der Zwillingserfassung

Zur Erfassung von Zwillingen wurden bisher mehrere Wege gewählt:

So ermittelte z. B. v. VERSCHUER 4170 Zwillingsgeburten eines Großstadtbezirkes in Frankfurt am Main aus den standesamtlichen Registern der Geburtsjahrgänge 1878—1937. In Dänemark werden seit 1870 sämtliche Zwillingsgeburten in dem Humangenetischen Institut in Kopenhagen besonders erfaßt (HAUGE). Nach CEDERLÖF u. Mitarb. besteht in Schweden seit der Mitte des 19. Jahrhunderts bei einem Zentralbüro für Statistik ein Zwillingsregister. LUXENBURGER ging von den Krankheiten aus und stellte über das Standesamt fest, ob es sich um Mehrlingsgeburten handelte. SIEMENS hat sich die Namen von Zwillingen über Schulen beschafft. WEITZ ließ sich von ihm bekannten Zwillingen die Anschriften anderer Zwillinge nennen.

Bei den *eigenen Untersuchungen* wurden zwei Wege der Zwillingserfassung beschritten. Erstens wurden bei dem Großteil der 11740 in der Lupuskartei des Westfälischen Vereins für Krebs- und Lupusbekämpfung registrierten Patienten 1955 die Standesämter angefragt, ob es sich um Mehrlingsgeburten handelte. Anfragen für 7024 Patienten wurden von den Standesämtern verwertbar beantwortet, durch sie konnten 85 Zwillingsprobanden ermittelt werden (NIERMANN u. EHRING).

Zweitens wird seit dem 1. Juni 1955 in der hiesigen Klinik jeder Patient bei der poliklinischen oder stationären Aufnahme befragt, ob er Zwilling sei. Zu dieser Gruppe kommen noch 298 Patienten der o. a. Kartei, die direkt befragt werden konnten.

In den einzelnen Jahren wurden unter den befragten Patienten der hiesigen Klinik folgende Zwillingsprobanden[1] registriert.

Tabelle 1. *Anzahl der unter dem Krankengut der hiesigen Klinik durch persönliche Befragung ermittelten Zwillingsprobanden*

Zeitraum	Befragte Patienten	Ermittelte Probanden	Verhältnis
1955	3140	76	41:1
1956	4152	72	58:1
1957	4811	88	55:1
1958	4892	77	64:1
1959	4990	75	67:1
1960	4947	80	62:1
1955—1960	26932	468	58:1

Einen *Vergleich* der beiden hier eingeschlagenen Methoden der Zwillingserfassung zeigt Tabelle 2.

Es ist bekannt, daß die Zahl erfaßbarer Zwillingsprobanden auch bei großen Serien beträchtlichen Schwankungen unterliegen kann, worauf

---

[1] Proband im Sinne von Ausgangsperson für erbbiologische Untersuchungen.

1*

v. VERSCHUER in einer Zusammenfassung der Zwillingsserien von LUXENBURGER, CONRAD, JUDA, IDELBERGER, CLAUSEN u. STEINER sowie KOBER bereits hingewiesen hat. In den genannten Serien lagen die

Tabelle 2. *Vergleich der ermittelten Probandenzahl nach Anfrage beim Standesamt und nach persönlicher Befragung*

Art der Erfassung	Zeitraum	Befragte Patienten	Ermittelte Probanden	Verhältnis
Anfrage beim Standesamt	1927—54	7 024	85	83:1
Persönliche Befragung	1955—60	26 932	468	58:1
Insgesamt		33 956	553	61:1

relativen Häufigkeiten für die erfaßten Zwillingsprobanden zwischen 1:32 und 1:90. So hat z. B. IDELBERGER 311 Zwillingsprobanden unter 9941 Patienten mit angeborenem Klumpfuß und 192 Zwillingsprobanden unter 17310 Patienten mit Hüftluxation erfaßt. Unter 173 222 Ausgangspatienten aller dieser Serien war die Zahl der ermittelten Zwillingsprobanden nach v. VERSCHUER 3076, also annähernd ein Zwilling auf 56 Patienten. Die Zahl der eigenen 553 ermittelten Zwillingsprobanden unter 33 956 Patienten entsprach bei einem Verhältnis von 1:61 bemerkenswerterweise durchaus dieser errechneten Zahl. Das erhaltene „Defizit" bedeutet ein Minus von fünf Probanden im Jahr. In etwa fällt dieses Defizit noch auf den Anteil der Befragung der Standesämter, die direkte Befragung ergab ein Verhältnis von 1:58. Insgesamt haben sich beide der hier eingeschlagenen Wege der Zwillingserfassung bewährt.

Bei den von 1927—1960 ermittelten Zwillingen konnten nicht alle Partner untersucht werden, wie an Tabelle 3 gezeigt wird.

Tabelle 3
Anzahl der untersuchten Zwillingspaare und der nicht untersuchten Zwillingspartner

	Probanden der				Probandenzahl insgesamt	
	Lupus-Kartei		Hautklinik			
Verstorbene Partner	41	45,6%	127	27,4%	168	30,4%
Im Ausland lebende Partner	—	—	15	3,2%	15	2,7%
Untersuchte Paare	49	54,4%	321	69,4%	370	66,9%
Gesamte Probandenzahl	90	100%	463	100%	553	100%

Es waren somit 168 Partner der 553 ermittelten Zwillingsprobanden bereits *verstorben* (Tabelle 4).

Der Anteil von 168 verstorbenen Partnern bei 553 ermittelten Probanden kann folgendermaßen erklärt werden: Zwillinge sind beim Geburtsvorgang stets stärker gefährdet als Einlinge und ihre Lebensfähigkeit steht wegen der oftmals geringeren Größe und des geringeren Gewichts der von Einlingen nach. Die Sterblichkeit von Zwillingen ist auch nach der Säuglingszeit in den ersten Lebensjahren etwas höher als bei Einlingen. 76 von 168 Partnern (45,2%) waren im 1. Lebensjahr verstorben, im 2. Lebensjahr weitere 14 (8,3%). Ein größerer Anteil von

Tabelle 4. *Aufteilung der verstorbenen Zwillingspartner nach dem Jahr der Erfassung des Probanden und nach dem Sterbealter*

Jahr der Erfassung	Ermittelte Probanden	Verstorbene Partner	im 1.	Verstorben im 2. Lebensjahr	nach dem 3.	Gefallen 1914/18 1939/45
1955	71	19	12	1	2	4
1956	72	21	9	3	4	5
1957	88	26	12	3	9	2
1958	77	20	7	—	9	4
1959	75	18	12	2	1	3
1960	80	23	10	1	10	2
1955—1960	463	127	62	10	35	20
1927—1954	90	41	14	4	17	6
1927—1960	553	168	76	14	52	26
Prozent von 168 Verstorb. 100%		45,2%	8,3%	31,0%	15,5%	

26 Zwillingspartnern war im 1. oder 2. Weltkrieg gefallen (15,5%). Die Möglichkeit, daß der Partner verstorben ist, nimmt natürlich zu, wenn der Proband sich bereits im vorgerückten Alter befindet. Das Krankengut der Hautklinik ist relativ „jung", verstorben waren dort 127 Partner der 463 Zwillingsprobanden, d. h. 27,4%. Von 90 durch die Lupuskartei registrierten und überwiegend älteren Probanden waren aber 41 Partner tot, d. h. 45,5%.

15 Partner wohnten im *Ausland* (USA., Australien, Südafrika, Schweden u. a. m.) und konnten deshalb nicht zur Untersuchung herangezogen werden. 32 Partner waren wegen Krankheit, Schwangerschaft odgl. nicht zur Untersuchung erschienen. Sie konnten aber zu Hause aufgesucht werden, obwohl es grundsätzlich vorteilhafter ist, die Zwillingsuntersuchung in der Klinik durchzuführen.

2. Methodik der Zwillingsdiagnostik

a) Polysymptomatische Ähnlichkeit

Den eigenen Untersuchungen liegt für die Zwillingsdiagnostik die polysymptomatische Ähnlichkeitsdiagnose zugrunde, die heute allgemein anerkannt als die wesentlichste und vor allem praktisch durchführbare Untersuchungsmethode für die Zwillingsdiagnostik angesehen wird. (Zur Methodik siehe bei SIEMENS, v. VERSCHUER, SCHADE u. a. m.)

Einen besonderen Hinweis für die Zwillingsdiagnostik gab 1935 BECHER. Er fand, daß man die weitgehende Ähnlichkeit bei EZ sehr deutlich zur Anschauung bringen kann, wenn man die unter gleichen Bedingungen aufgenommenen Vorderansichtsbilder der Gesichter der Zwillinge nach Pupillenhöhe ausgerichtet von den Fotonegativen auf einen Abzug übereinander kopiert. Noch wertvoller für das Studium der Ähnlichkeiten sind Bilder mit nur wenig hintereinanderstehenden Profilaufnahmen oder bei der Zusammenstzung zwei linker bzw. rechter Gesichtshälften desselben Zwillings bzw. von Proband und Partner.

Nach der polysymptomatischen Ähnlichkeit teilte sich das eigene Zwillingsgut folgendermaßen auf:

Tabelle 5. *Aufteilung der untersuchten Zwillingspaare nach Eiigkeitsdiagnose*

Eineiige Zwillinge (EZ 1—99)	99 Paare
Gleichgeschlechtige zweieiige Zwillinge (ZZ 1—142)	142 Paare
Verschiedengeschlechtige zweieiige Zwillinge (PZ 1—129)	129 Paare
Insgesamt untersucht	370 Paare

Oftmals bereitete die Zwillingsdiagnostik — vor allem bei Berücksichtigung möglichst vieler Merkmale — keine übermäßigen Schwierigkeiten. Eine Zwillingsdiagnose erübrigt sich bei den Pärchenzwillingen (PZ), da verschiedenes Geschlecht stets Zweieiigkeit bedeutet. EZ stimmten prinzipiell mit geringen Abweichungen in allen Merkmalen überein, während ZZ manchmal so verschieden waren, daß man sie nicht einmal für Geschwister gehalten hätte.

Aus der Fülle der beachteten Merkmale seien hier nur einige herausgegriffen, da sie für die Zwillingsdiagnostik als besonders wichtig erscheinen, nämlich Körpergröße im Vergleich zum Körpergewicht, Farbe der Haare und der Augen sowie die Blutgruppen.

Bei 60 EZ bestanden meist nur geringe Unterschiede in der *Körpergröße*, der Durchschnittswert des Körpergrößenunterschiedes zwischen den Partnern betrug 1,21 cm. Bei 85 gleichgeschlechtigen ZZ bestanden sehr viel stärkere Unterschiede der Körpergrößen, während bei den EZ die größte Differenz bei 5,0 cm lag, betrug sie bei den ZZ 15,0 cm und der Durchschnittswert war 5,2 cm. Es liegt somit bei EZ viel seltener ein wesentlicher Unterschied der Körpergröße vor als bei den ZZ. *Die Körpergröße ist daher ein besonderes konstantes und von Umwelteinflüssen weitgehend unabhängiges Merkmal.*

Beim *Körpergewicht* war der Durchschnittswert der Differenz zwischen den Zwillingspartnern bei 53 EZ mit 3,5 kg zu 76 ZZ mit 6,8 kg nicht so signifikant deutlich wie bei der Körpergröße. Bei den EZ 60 bestand sogar ein Gewichtsunterschied von 20,5 kg (I: Fleischermeister, II: Sattlermeister). *Beim Körpergewicht handelt es sich um ein sehr variables und von Umwelteinwirkungen stark abhängiges Merkmal.* Für die Zwillingsdiagnostik ist es daher von geringerem Wert.

Die *Haarfarbe* zeigte bei 96 von 99 EZ völlige Übereinstimmung (96,6%). Bei den EZ 32 hatte nach der Bestimmungstafel von FISCHER-

SALLER I die Farbe K und II H, bei den EZ 42 I P und II Q und bei den EZ 76 I:III und II:II. Eine völlig gleiche Haarfarbe hatten von den 142 gleichgeschlechtigen ZZ nur 7 Paare (52, 58, 62, 97, 104, 106,113), d. h. 5%. *Die Haarfarbe erwies sich somit als ein besonders geeignetes Merkmal für die Zwillingsdiagnose.*

Ein weiteres Merkmal, das bei den EZ im besonderen Maße übereinstimmt, ist die *Augenfarbe*. Nur ein Paar (EZ 33) zeigte einen stärkeren Unterschied (1b/1c nach der Martin-Schultzschen Augenfarbentafel) und die EZ-Paare 45 und 46 zeigten geringgradige Unterschiede. Es hatten somit nur 3,4% der EZ eine Augenfarbendifferenz. Völlig gleiche Augenfarbe wurde bei ZZ niemals gesehen, bei 10 Paaren aber doch ziemliche Übereinstimmungen (45, 52, 59, 80, 97, 98, 106, 111, 112 und 113) und mehr Unterschiede in der Farbintensität (8,9%). *Es ist auch die Augenfarbe ein für die Zwillingsdiagnostik gut geeignetes Merkmal.*

b) Blutgruppen

Besonders wichtig ist die Bestimmung der *Blutgruppen*. Bei 200 Zwillingspaaren wurde die Bestimmung der Blutgruppe nach dem ABO-, MN- und CDE-System sowie die Bestimmung der Haptoglobine im Serum durchgeführt[1].

Obwohl die Blutgruppen von LANDSTEINER schon 1900 entdeckt wurden, erkannte man erst 1910, daß sie erblich seien (HIRSCHFELD u. Mitarb.). So ist es auch erklärlich, daß die Blutgruppen relativ spät zur Zwillingsdiagnostik mit herangezogen wurden. SCHIFF berichtete zwar bereits 1914 erstmalig über Blutgruppenbestimmungen bei Zwillingen, aber erst 1931 bzw. 1933 wurden von ihm gemeinsam mit v. VERSCHUER Untersuchungen der Blutgruppen des ABO- und MN-Systems bei größeren Serien von 161 bzw. 446 Zwillingspaaren vorgenommen. STRANDSKOV u. DIEDERICH führten 1945 bei 112 Zwillingen rh-Bestimmungen und WALKER 1955 erstmalig Untersuchungen der Haptoglobine bei Zwillingen durch.

Bei den eigenen untersuchten 200 Zwillingspaaren zeigten 55 EZ-Paare stets völlige Übereinstimmung in Blutgruppen und Haptoglobinen. Andererseits bestand aber bezüglich der Blutgruppen auch bei 14 von 81 ZZ- und bei 11 von 64 PZ-Paaren und bezüglich der Blutgruppen und der Haptoglobine bei 3 von 81 ZZ- und bei 5 von 64 PZ-Paaren Konkordanz.

Je mehr Blutgruppensysteme zur Zwillingsdiagnostik herangezogen werden, um so besser lassen sich die EZ von den ZZ trennen. Wie v. VERSCHUER 1945 angab, bestand nach alleiniger Anwendung des ABO-Systems noch bei 692 von 1616 ZZ Konkordanz (43,4%). Bei der eigenen kleineren Gruppe von 81 ZZ und 64 EZ wurde folgende Konkordanz festgestellt:

---

[1] Diese Untersuchungen wurden von Herrn Prof. SACHS im hiesigen Institut für Gerichtsmedizin (Direktor: Prof. PONSOLD) durchgeführt, auch an dieser Stelle sei Herrn Prof. SACHS vielmals gedankt.

Tabelle 6

Aufteilung der untersuchten verschieden- und gleichgeschlechtigen zweieiigen Zwillingspaare nach der bei den einzelnen Blutgruppensystemen beobachteten Konkordanzhäufigkeit

Blutgruppensystem	ZZ			PZ		
	n	k	Prozent	n	k	Prozent
ABO	81	50	61,7	64	37	57,8
ABO + MN	81	27	33,3	64	25	39,1
ABO + MN + CDE	81	14	17,3	64	11	17,2
ABO + MN + CDE + Haptoglobine	81	3	3,7	64	5	7,8

Da bei den PZ durch ihr verschiedenes Geschlecht die Zwillingsdiagnose sowieso feststeht, sollen hier nur die ZZ interessieren. Bei den eigenen ZZ ließ sich somit durch Bestimmung der Blutgruppen nach dem ABO-, MN- und CDE-System und durch die Bestimmung der Haptoglobine bei 78 von 81 Zwillingspaaren die Zwillingsdiagnose „ZZ" sichern. Nur die 3 ZZ-Paare 59, 68 und 80 zeigten in Blutgruppen und Haptoglobinen völlige Konkordanz. Diese Zwillingspaare waren aber in sovielen Merkmalen unterschiedlich, daß sicher Zweieiigkeit vorliegt. *Die serologischen Merkmale haben sich somit auch bei dem eigenen Zwillingsgut für die Zwillingsdiagnistik bewährt.*

c) Zwillingsanamnese

Zusätzlich wurden für die Zwillingsdiagnostik anamnestische Angaben der Eltern oder Zwillinge herangezogen, wie z. B. über Ähnlichkeit bei der Geburt, ob sie von Mutter, Vater, Lehrer, Bekannten oder Fremden verwechselt wurden; an welchem Merkmal die Mutter die Zwillinge unterschied. Ferner wurden Gemeinsamkeiten bzw. Unterschiede in der Entwicklung beachtet wie Wachstum, Verhalten in der Schule, besondere Interessengebiete, Beruf, Freizeitgestaltung, mehr praktische oder theoretische Veranlagung, Temperament, Ich-Wir-Empfinden, Verhalten zu Alkohol und Nikotin, Wohnverhältnisse u. a. m. Wichtig war natürlich auch, ob die Zwillinge unter gleichen Umweltbedingungen aufwuchsen oder nicht.

3. Häufigkeit, Geschlecht und Lebensalter bei den untersuchten Zwillingen

Die zu erwartende *Häufigkeit* von EZ unter einem Zwillingsgut läßt sich berechnen, indem man von der Summe der gleichgeschlechtigen Zwillinge den Anteil der PZ abzieht (Weinbergsche Differenzmethode). Unter 370 untersuchten Zwillingspaaren befanden sich 99 EZ, 142 ZZ und 129 PZ bzw. 241 gleichgeschlechtige und 129 verschiedengeschlechtige

Paare. Die zu errechnende Häufigkeit von 112 EZ stimmt mit dem im eigenen Beobachtungsgut gefundenen Vorkommen von 99 ZZ in etwa überein. Ferner nimmt man an, daß in Deutschland der Anteil der EZ-Geburten rund 25% der Gesamtzahl der Zwillingsgeburten ausmacht. Es müssen demnach auf 370 Zwillingspaare 93 EZ kommen, was ebenfalls der Untersuchtenzahl von 99 EZ nahekäme.

Während vergleichender Untersuchungen von Zwillingen entstehen natürlich bei den PZ durch das verschiedene *Geschlecht* besondere Schwierigkeiten, da es eine Reihe von Hautkrankheiten gibt, die nur bei männlichen oder nur bei weiblichen Individuen vorkommen, wie z. B. Varicocele, Phimose oder Chloasma uterinum. Andere Krankheiten kommen beim männlichen oder weiblichen Geschlecht häufiger oder verschieden ausgeprägt vor, wie Alopecia seborrhoides, Erythrocyanosis crurum, Erythema induratum Bazin, Fox-Fordyce Krankheit, Onycholysis semilunaris traumatica u. a. m. Von den 99 EZ waren 34 männlichen und 65 weiblichen Geschlechts, bei den 142 ZZ standen 55 männliche Paare 92 weiblichen gegenüber. Der geringere Anteil der männlichen Zwillingspaare unter den Untersuchten ist z. T. darauf zurückzuführen, daß die 26 gefallenen Partner und 11 der 15 im Ausland wohnenden Zwillingspartner männlich waren. Auch unter den sonst Verstorbenen überwiegt der Anteil der männlichen Zwillinge. Außerdem ist bei dem Ausgangskrankengut der Anteil weiblicher Personen größer. So waren bei den Patienten der Hautklinik von 1955—1960 53,7% weiblichen und 46,3% männlichen Geschlechts.

Das *Lebensalter* der Zwillinge spielt zunächst für die Zwillingsdiagnose eine Rolle. Beim Säugling und Kleinkind bis zum 3. Lebensjahr sind die Merkmale, die bei der Zwillingsdiagnose nach der polysymptomatischen Ähnlichkeit beachtet werden, noch nicht so manifest ausgeprägt, Mund, Ohr, Nase, aber auch Augen und Haarfarbe können noch Veränderungen unterliegen. Man hat ähnlich wie bei erbbiologischen Vaterschaftsgutachten als untere Grenze für die Zwillingsdiagnostik das 3. Lebensjahr festgesetzt. Unter dem eigenen Zwillingsgut sind 6 EZ, 4 ZZ und 7 PZ unter 3 Jahre alt. Für die Zwillingsdiagnose der PZ ist dies belanglos, bei den gleichgeschlechtigen Zwillingen wurde — soweit möglich — Eihautbefund, Blutgruppe und Zwillingsanamnese mit herangezogen. Wesentliche Zweifel an der Richtigkeit der Zwillingsdiagnose bestanden aber nicht.

Das Lebensalter ist aber auch wichtig, da manche Hautkrankheiten altersabhängig sind, wie z. B. Milchschorf, Unnascher Naevus, Pityriasis simplex, Acne vulgaris, Varicen, senile Angiome u. a. m.

III. Spezieller dermatologischer Teil

A. Vorbemerkungen

1. Gang der speziellen Untersuchung

Nachdem bekannt geworden war, daß ein Patient der Klinik (Proband) einen Zwillingspartner hatte und dieser noch lebte sowie in der Bundesrepublik Deutschland wohnte, wurde dieser Proband mit seinem Partner zu einer vereinbarten Zeit in die Klinik gebeten. Beim Erscheinen erfolgte als Vormaßnahme die Feststellung der Zwillingsdiagnose. Anschließend wurde als Hauptsache die Hautuntersuchung durchgeführt. Sie bestand erstens in einer genauen Inspektion der gesamten Körperdecke (vom behaarten Kopf bis zu den Fußsohlen, einschließlich der Achselhöhlen, Haare, Nägel, Hautdrüsen und der an die Haut angrenzenden sichtbaren Schleimhäute). Der jeweilige Proband pflegte der Klinik als Patient bereits gut bekannt zu sein; sein Befund diente bei der Untersuchung des Partners als Leitfaden. Neben der Hautinspektion, selbstverständlich stets bei gutem Licht vorgenommen, erfolgten je nach Sachlage spezielle dermatologische Ergänzungsuntersuchungen wie z. B. epicutane und intracutane Hautproben, Untersuchung auf pathogene Fadenpilze oder Untersuchungen des peripheren Kreislaufs. Aus verständlichen Gründen konnten beim Partner, der ja nicht auf eigene Veranlassung, sondern aus Bereitwilligkeit im Interesse seines Bruders gekommen war, solche Untersuchungen bis zu einem gewissen Grade eingeschränkt vorgenommen werden. Schwierigkeiten entstanden, wenn etwa zum Ablesen einer Reaktion am nächsten Tag eine Wiedervorstellung zu erfolgen hatte. — Vor allem zur Dokumentation der Zwillingsdiagnose, aber auch des Hautbefundes diente die fotografische Aufnahme von Proband und Partner, die fast immer vorgenommen werden konnte. Besonderer Wert wurde natürlich auf eine präzise *Diagnostik* gelegt.

Der einzelne Untersucher wird — auch bei größeren Serien — einige Hautkrankheiten nur bei wenigen Zwillingen beobachten können. Erst die Zusammenfassung seiner Erkenntnisse mit denen anderer Forscher ermöglichen Rückschlüsse über die Erblichkeit. Häufig wird aber nicht genauer erläutert, was bei einer Hautkrankheit z. B. unter einem Naevus vasculosus verstanden werden soll, so daß Zusammenstellungen nicht vorgenommen werden können. Außerdem gibt es für viele Hautkrankheiten Synonyma, die nicht immer jedem Untersucher gleich gut geläufig sind. BORELLI u. SCHNYDER führten z. B. für die konstitutionelle Neurodermitis in einer 1957 erschienenen Arbeit 57 verschiedene Bezeichnungen an.

Damit die eigenen Untersuchungen später bei anderen Zwillingsforschungen herangezogen werden können, wurde vor Angabe der Untersuchungsergebnisse definiert, was mit dem jeweiligen Krankheitsbild gemeint war, ggfs., unter welchen Synonyma es sonst noch bekannt ist.

Der Systematik wurde die „Dermatologie" von JORDAN zugrunde gelegt[1]. Bei jedem Krankheitsbild wurde mit einem Bericht über die bisherigen Zwillingsuntersuchungen begonnen. Ihm folgten die eigenen Befunde und die Zusammenfassung sowie Erläuterung der Erblichkeit bzw. des Grades der Erblichkeit.

2. Definition der Begriffe Konkordanz und Diskordanz

Nach Festlegung der Befunde bei beiden Partnern erfolgte ihr Vergleich und die Beurteilung der Erblichkeit. Für deren Nachweis von entscheidender Bedeutung ist der Begriff der *Konkordanz* bzw. *Diskordanz*. „Konkordanz" heißt „übereinstimmend". Auf die Untersuchung von Zwillingen bezogen bedeutet Konkordanz, daß beide Zwillinge gleiche Hautleiden haben und Diskordanz (dementsprechend „nicht übereinstimmend"), daß nur einer von ihnen befallen ist. Liegt eine Dermatose bei dem einen Zwilling stärker ausgedehnt vor (bzw. weiter ausgedehnt, länger anhaltend oder ungünstiger verlaufend) als bei dem Partner, so handelt es sich um Konkordanz bzw. Diskordanz der Intensität, der Lokalisation, der Dauer und der Prognose. Bei einer einmaligen Zwillingsuntersuchung können allerdings diese Faktoren nicht immer alle herausgearbeitet werden. Vor allem bezüglich Verlauf und Prognose ist man überwiegend auf die Angaben des Untersuchten oder auf Nachuntersuchungen angewiesen. Bei einem Großteil der eigenen Kranken war es allerdings gut möglich, den Krankheitsverlauf zu verfolgen: Es handelte sich um Patienten, die seit 1927 durch den Westfälischen Verein für Krebs- und Lupusbekämpfung registriert wurden und jahrelang zu Nachuntersuchungen und -behandlungen kamen, wobei die jeweiligen Untersuchungsbefunde in einer besonderen Krankenakte festgehalten wurden. Auch bei dem Zwillingsgut der hiesigen Klinik war es überwiegend möglich, den Verlauf der Hautkrankheit über einen längeren Zeitraum zu beobachten. Die Zwillinge suchten ja während der Jahre 1955—1960 die hiesige Klinik erstmalig auf, so daß bei der Zwillingsuntersuchung im Jahre 1961 der Verlauf nachträglich überprüft werden konnte. Andere Patienten wurden entweder mehrfach stationär oder langzeitiger ambulant behandelt. Dies alles gilt natürlich für den gut bekannten Probanden.

Außer den klinischen Schwierigkeiten bei der Abgrenzung des Konkordanzbegriffes können aber auch weitere *genetische Probleme* auftreten. Die Grundthese für die Deutung von Zwillingsbefunden erscheint zunächst sehr einfach: Konkordanz bei EZ weist auf Erblichkeit und Diskordanz

---

[1] Nach der 2. Aufl. des „Kurzen Lehrbuches der Kinderheilkunde, Augenheilkunde, Hals-, Nasen-, Ohrenheilkunde und Dermatologie" von H. MAI u. a., J. F. Lehmanns Verlag, München 1962.

auf peristatische, d. h. Umwelteinflüsse hin. v. VERSCHUER machte aber 1959 mit Recht folgende Einschränkung: Idiotypische Eigenschaften variieren nicht nur umweltbedingt, sondern auch „autonom" (durch Eigenschaften des Gens selbst). Man spricht von „starken" bzw. „schwachen" Genen mit hoher bzw. geringer Manifestationswahrscheinlichkeit.

Bei den eigenen Untersuchungen wurde nach v. VERSCHUER Erblichkeit immer dann angenommen, wenn die Konkordanz bei den EZ deutlich höher als bei den ZZ war. Umwelteinflüsse liegen im allgemeinen bei gleichem Konkordanzgrad der EZ und ZZ vor. Die absolute Höhe der jeweiligen Konkordanzwerte gilt als von verschiedenen Faktoren abhängig und für das Wechselspiel zwischen Erbgut und Umwelt nicht entscheidend.

Bei den Hautkrankheiten werden von JORDAN die Krankheiten der Epidermis und Cutis, die Krankheiten der Anhangsgebilde der Oberhaut, die Krankheiten der Subcutis, die Krankheiten der Mundschleimhaut und die Krankheiten der Lymphknoten und des lymphoreticulären Gewebes der Haut unterschieden. Bei den Krankheiten der Epidermis und Cutis werden die morphologisch-funktionell bestimmten Krankheiten von den ätiologisch bestimmten Krankheiten getrennt.

B. Die beim eigenen Zwillingsgut vorgekommenen Hautkrankheiten

1. Maculöse Dermatosen

Beobachtet wurden die Dyschromien Epheliden, Chloasma uterinum non gravidarum und Vitiligo.

Epheliden (die bekannten Sommersprossen) sind bis linsengroße, stets in größerer Zahl vorkommende gelblich-bräunliche glatte Fleckchen mit erhöhter Pigmentierungsbereitschaft unter Sonnenlicht. Sie sind hauptsächlich im Gesicht, an Handrücken und Unterarmen, aber auch an bedeckten Körperstellen lokalisiert. Sie blassen im Winter ab, um im Sommer wieder stärker hervorzutreten.

Von den bisher untersuchten Zwillingen mit Epheliden bei AHLFELD, WEITZ, v. VERSCHUER, WAARDENBURG, DECKING und SIEMENS seien hier nur die des letzteren als größere auslesefreie Serie erwähnt. SIEMENS fand bei 40 EZ-Paaren viermal beide stark, 18mal beide mittelstark und 18mal beide gering mit Epheliden befallen, während bei 52 ZZ 10 ZZ konkordant, 25 konkordant mit beträchtlichen Unterschieden und 17 ZZ diskordant befallen waren. Beim eigenen Krankengut bestand bei 22 EZ und 39 ZZ Konkordanz sowie bei 33 ZZ Diskordanz.

Faßt man die Zwillingsserie von SIEMENS mit der eigenen zusammen, so ergibt sich bei insgesamt 186 Paaren ein Konkordanzquotient von 100% : 59,7%, was in hohem Maße für Erblichkeit spricht (Tabelle 7).

Bei der *Vitiligo* handelt es sich um einen im Laufe des Lebens erworbenen Pigmentschwund umschriebener Stellen an sonst völlig unverändert erscheinender

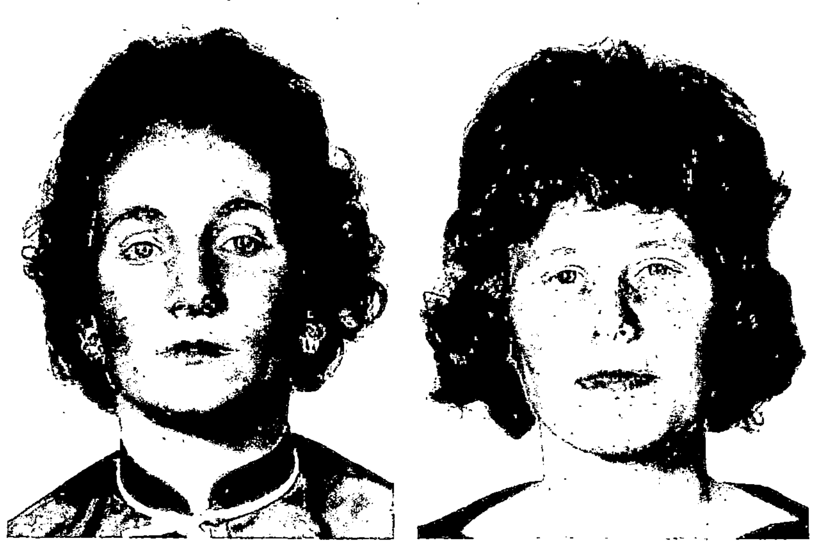

Abb. 1. Epheliden, konkordant in Lokalisation und Ausdehnung vorkommend bei I (links) und II (rechts) der EZ 55

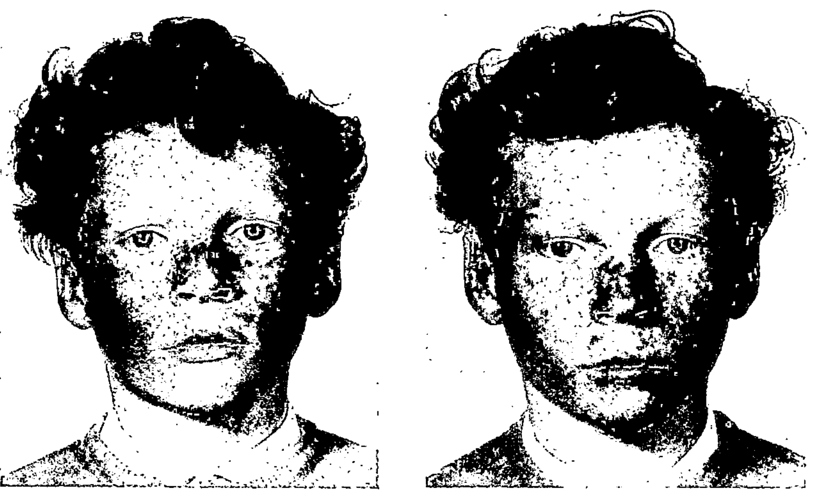

Abb. 2. Epheliden, diskordant vorkommend bei den ZZ 67, I (links) erscheinungsfrei, II (rechts) Epheliden an Nase und Wangen

Haut. Vitiligoflecke fallen meist durch die Helligkeit und Größe auf, sie sind am häufigsten an Handrücken, Vorderarmen, Gesicht, Hals, aber auch an Genitale und After.

In der Literatur liegen Berichte über 7 EZ und 2 ZZ vor, von denen es sich bei 2 EZ um Einzelkasuistik handelte (MOHR bzw. SCHACHTER). Im *eigenen Krankengut* lag bei den 13jährigen männlichen ZZ 15, den

Tabelle 7

Nach der Literatur	EZ		ZZ		Ins-gesamt
	k	d	k	d	
SIEMENS	40	—	35	17	92
Konkordanzquotient	100%	0%	67,3%	32,7%	
Eigene Fälle	22	—	39	33	94
Konkordanzquotient	100%	0%	54,2%	45,8%	
Insgesamt	62	—	74	50	186
Konkordanzquotient	100%	0%	59,7%	40,3%	

22jährigen männlichen ZZ 47, dem männlichen Probanden der 25jährigen PZ 116 und dem männlichen Probanden der 41jährigen PZ 127 diskordant eine Vitiligo vor.

Tabelle 8

Nach der Literatur	E A	EZ		ZZ		Ins-gesamt
		k	d	k	d	
SCHILLER (1937)	E	1	1	—	1	3
SCHACHTER (1947)	E	—	1	—	—	1
LUCHSINGER (1949)	A	1	—	—	—	1
MOHR (1951)	E	1	—	—	—	1
SIEMENS (1953)	A	1	—	—	—	1
v. VERSCHUER (1954)	A	—	—	—	1	1
VOGEL (1956)	A	—	1	—	—	1
Eigene Fälle		—	—	—	4	4
Insgesamt		4	3	—	6	13
Konkordanzquotient		57,1%	42,9%	0%	100%	

Die Zahl der 13 bisher untersuchten Zwillingspaare ist zu klein, um über die Erblichkeit der Vitiligo etwas aussagen zu können, der Konkordanzquotient von 57,1%:0% weist aber auf erbliche Faktoren hin.

Als *Chloasma uterinum* bezeichnet man die während der Gravidität im Gesicht von Frauen auftretenden braunen Flecke, die unregelmäßig oder symmetrisch hauptsächlich an Stirn, Schläfen und Wangen sitzen. Es kann aber auch unabhängig von einer Schwangerschaft auftreten. Man spricht dann von einem Chloasma uterinum non gravidarum.

SIEMENS (1929) beobachtete zwei 7- bzw. 18jährige eineiige Zwillingsschwestern mit Konkordanz. Im *eigenen Zwillingsgut* fanden sich lediglich 2 PZ (55, 108), bei denen der weibliche Partner ein Chloasma uterinum non gravidarum hatte, was bei dieser nur bei weiblichen Personen vorkommenden Krankheit über Erblichkeit wenig sagt.

2. Erythemato-squamöse Dermatosen

Zu dieser Krankheitsgruppe gehören und wurden im eigenen Zwillingsgut gefunden: Das seborrhoische Ekzem (einschließlich Pityriasis simplex faciei), die Rosea (Pityriasis rosea) und die Psoriasis vulgaris (Schuppenflechte). Eine Erythrodermie wurde *nicht* beobachtet.

Das *seborrhoische Ekzem* ist ein „von UNNA vom gewöhnlichen Ekzem abgesondertes, ursprünglich scharf umschriebenes, später auch von ihm selbst zu einer nicht mehr so einheitlichen Formengruppe erweitertes Krankheitsbild." Typisch sind oberflächlich entzündliche, meist recht scharf begrenzte, gelblich-rote, vielfach fettig schuppende Flecke mit einer gewissen Neigung zu peripherem Wachstum. Die Flecke sind linsen- bis münzengroß, polycyclisch und stehen oft in Figuren zusammen. Außer diesem klassischen Typ des seborrhoischen Ekzems, der hauptsächlich bei Männern in der vorderen Schweißrinne auftritt, unterscheidet man eine psoriasiforme, pityriasiforme, roseaähnliche, follikuläre und erythrodermische Form.

Bereits die von SIEMENS (1934) angeführte große Serie mit 147 Zwillingspaaren bei einem Konkordanzquotienten von 59,2% : 31,6% hatte mit ausreichender Sicherheit eine erbliche Disposition zum seborrhoischen Ekzem gezeigt. Bei dem *eigenen Krankengut* wurden unter 58 Zwillingspaaren 8 EZ- und 10 ZZ-Paare mit konkordant und 40 ZZ-Paare mit diskordant auftretendem seborrhoischem Ekzem beobachtet.

Der Konkordanzquotient von 100% : 20% spricht über die Disposition hinaus für eine reine Erblichkeit. Der Unterschied zu den Angaben von SIEMENS erklärt sich wohl nicht nur durch die kleinere Zahl der eigenen Untersuchten. Wie oben erwähnt, ist das seborrhoische Ekzem nicht immer völlig einförmig. Bei den eigenen Fällen handelte es sich überwiegend um den klassischen von UNNA beschriebenen Typ. Die Fälle von SIEMENS sind in einer Tabelle ohne nähere Beschreibung angegeben. Der Begriff des seborrhoischen Ekzems könnte daher weiter gefaßt gewesen sein.

Zu dem pityriasiformen Typ des seborrhoischen Ekzems rechnet man teilweise die *Pityriasis simplex faciei*, die fast nur bei Kindern, vorzugsweise im Gesicht, gelegentlich unter Mitbeteiligung der Oberarme vorkommt. Es handelt sich um mäßig scharf umschriebene, flüchtige, leicht gerötete Flecke mit sehr feiner weißlicher Schuppung. Von anderer Seite wird die Pityriasis simplex faciei auch als Streptodermie im Sinne einer durch Streptokokken hervorgerufenen ekzematoiden Impetigo aufgefaßt.

Angaben über die Pityriasis simplex faciei bei Zwillingen liegen in der Literatur nicht vor. In dem *eigenen Krankengut* bestand bei 11 EZ, bei 6 ZZ sowie bei 7 PZ Konkordanz und bei 3 EZ, 5 ZZ sowie 3 PZ Diskordanz. Der Konkordanzquotient von 78,6% : 61,9% läßt eine erbliche Disposition als nicht ausreichend gesichert annehmen.

Die *Pityriasis rosea* tritt ziemlich plötzlich als ein juckendes Exanthem am Stamm auf mit längsovalen, gelblichrosa gefärbten Flecken, deren Rand leicht erhaben ist und bei einem gelblichen Zentrum eine intermediäre Schuppe in der Art einer Halskrause aufweist. Die Flecke können linsen- bis münzgroß sein und sind bevorzugt nur am Stamm und an den proximalen Partien der Extremitäten lokalisiert.

Die Ätiologie der Pityriasis rosea ist unbekannt, immer wieder wird — bisher ohne Erfolg — nach Erregern gesucht. Befunde von Zwillingen liegen nicht vor. Unter dem *eigenen Krankengut* bestand Diskordanz bei den weiblichen ZZ 133, den PZ 97 und PZ 109, wobei bei den PZ einmal der männliche und einmal der weibliche Partner befallen war. Über die Erblichkeit vermag eine so kleine Zahl von Zwillingen nichts auszusagen.

Die *Psoriasis vulgaris* oder Schuppenflechte ist ein relativ häufiges Leiden, das mit vereinzelten bis multiplen lebhaft roten, nicht infiltrierten und oft fast völlig mit einer silberweißen Schuppe bedeckten Flecken einhergeht. Diese Flecke können punktförmig (Ps. punctata), tropfenförmig (Ps. guttata), wie münzförmig (Ps. nummularis) groß sein, es können aber auch mehrere größere Körperregionen oder fast der gesamte Körper befallen werden. Als besonders charakteristisch können angesehen werden die scharfe Begrenzung der einzelnen Herde, die Prädilektionsstellen, wie behaarter Kopf und Streckseiten der Extremitäten, insbesondere Ellenbogen und Knie, sowie der sonst überwiegend vorhandene gute Allgemeinzustand. Es können aber auch der Stamm, das Gesicht, Handteller, Fußsohlen, Genital- und Analregionen befallen sein. Es wird ein schubweiser chronischer Verlauf beobachtet, der einzelne Schub kann ohne jeden erkennbaren Anlaß ausgelöst werden. Im allgemeinen bereitet die Diagnose keine besonderen Schwierigkeiten.

Ätiologisch ist bisher vor allem der erbliche Einfluß bekannt. In der Literatur liegen Angaben über Untersuchungen von 21 EZ und 13 ZZ vor. Da bei diesen Fällen an der Richtigkeit der Diagnose keine Zweifel bestehen, sollen sie später nur tabellarisch zusammengefaßt angegeben werden. Bei den *eigenen Zwillingen* fanden sich 3 EZ-Paare (28, 86, 89), 2 ZZ-Paare (39, 80) sowie 1 PZ-Paar (36) mit Konkordanz, während bei 4 ZZ (34, 42, 46, 52) sowie 6 PZ (31, 32, 40, 66, 82, 93) Diskordanz bestand.

Bei den weiblichen 11jährigen *EZ 28* hatte I seit 1959 rezidivierend eine Schuppenflechte, ambulante Behandlung in der hiesigen Poliklinik, damals mehrere typische Herde an beiden Armstreckseiten und am rechten Knie, jetzt (Februar 1961) kein Anhalt für Psoriasis; II hat seit 1957 Schuppenflechte, zunächst ambulant, 1959/60 wegen weiterer Ausdehnung auch stationär behandelt, jetzt erneuter Schub mit typischen Herden von Linsen- bis Pfenniggröße an Ellbogen und Kniegelenkstreckseiten, vor beiden Ohren und an der linken Schulter. — Von den weiblichen 36jährigen *EZ 86* hatten beide seit annähernd 20 Jahren rezidivierend eine Schuppenflechte, bei I war sie aber stets ausgedehnter, länger anhaltend und mehr am Kopf lokalisiert, bereits zweimal stationäre Behandlung; II war geringgradiger befallen, war nur gelegentlich ambulant behandelt worden, jetzt (Mai 1961) litten beide Partner an Schuppenflechte mit annähernd gleicher Lokalisation, bevorzugt an Kopf und Stamm, I aber doch nicht so intensiv wie II. — Bei den männlichen 18jährigen *EZ 89* hatten ebenfalls beide Schuppenflechte, annähernd seit dem 14. Lebensjahr, I hatte jetzt (Juni 1961) nur Herde am behaarten Kopf und am Penis, II war stärker befallen bei Mitbeteiligung des Rumpfes. Bei den männlichen 31jährigen *ZZ 39* litt I seit 1955 an einer Schuppenflechte an beiden Ellbogen, ambulante Behandlung, z. Z. kein Anhalt für Psoriasis; II hatte 1951 erstmalig Schuppenflechte, 1957 besondere Verschlimmerung, daher

1958 stationär hier, damals auf dem behaarten Kopf, am Stamm und an den Extremitäten linsen- bis handtellergroße typische Psoriasisherde, jetzt z. T. behandelt, aber dennoch charakteristische Herde von Linsen- bis Fünfmarkstückgröße auf dem behaarten Kopf, vereinzelt am Stamm, besonders im Lendenbereich und an den Streckseiten der Ellbogen, Knie und Unterschenkel. — Von den weiblichen 22jährigen *ZZ 80* hatte I seit annähernd einem Jahr eine ausgedehnte Psoriasis mit jetzt linsen- bis handtellergroßen, z. T. charakteristischen und z. T. durch Salbenbehandlung abgeblaßten Herden, teilweise in gyrierter Anordnung am Stamm, Knie- und Ellbogenstreckseiten, Unterarmen und Unterschenkeln, an sämtlichen Fingernägeln Tüpfelung; II seit dem 16. Lebensjahr rezidivierende Schuppenflechte, 1947 stationäre Behandlung hier, jetzt ähnliche Ausdehnung und Lokalisation der Psoriasis wie bei I, Stamm ist aber nicht so stark und Extremitäten sind bevorzugter befallen, an sämtlichen Fingernägeln Tüpfelung. — Von den 20jährigen *PZ 36* hatte der männliche Partner (I) seit dem 4. Lebensjahr rezidivierend eine Schuppenflechte, überwiegend ambulant behandelt, 1960 stationär, damals auf dem behaarten Kopf, an Stamm und Extremitäten zahlreiche pfenniggroße typische Herde, jetzt Rezidiv mit gleicher Lokalisation, aber nicht so ausgedehnt; II ebenfalls seit dem 4. Lebensjahr Schuppenflechte, bisher nur ambulant bei Hautarzt behandelt, jetzt charakteristische Psoriasis mit Herden von Linsen- bis Fünfmarkstückgröße auf behaartem Kopf, Stirn, Wangen, nur vereinzelt am Stamm und häufiger an Streckseiten von Ellbogen, Knieen und Unterschenkeln.

Von den 10jährigen weiblichen *ZZ 34* hatte I seit 1956 eine Psoriasis, stets nur auf dem behaarten Kopf, 1958 stationäre Behandlung, jetzt zweimarkstückgroßer Herd im Nacken; II bisher nie Schuppenflechte gehabt. — Bei den 36jährigen weiblichen *ZZ 42* hatte I bisher nie eine Psoriasis; II seit 1943 rezidivierende Schuppenflechte, 1947, 1950, 1952, 1955 und 1960 stationäre Behandlung in der hiesigen Klinik, jetzt erneuter Schub mit bis pfenniggroßen typischen Herden über die gesamte Haut verteilt. — Von den *ZZ 46* hatte I seit 1954 Schuppenflechte, zunächst an den Knieen, seit 1956 auch ausgedehnter mit Herden von Linsen- bis Pfenniggröße auf behaartem Kopf, Ellbogen, Knie- und Unterschenkelstreckseiten, jetzt nur zwei pfenniggroße Stellen auf dem behaarten Kopf und mehrere Herde an beiden Ellbogen; II kein Anhalt für Psoriasis. — Von den männlichen 49jährigen *ZZ 52* war I 1955 stationär wegen einer psoriatischen Erythrodermie, jetzt nur wenige typische Herde auf dem behaarten Kopf, an Brust und Oberschenkeln; II hatte keine Psoriasis.

Bei den 25jährigen *PZ 31* hatte die Schwester (I) bisher nie eine Schuppenflechte; II Psoriasis seit 1953 bestehend, 1954 und 1958 hier stationär, jetzt wiederum typische Psoriasisherde von Linsen- bis Markstückgröße auf dem behaarten Kopf, Gesicht, Ellbogen, nur vereinzelt am Stamm und wieder ausgedehnter an Knie und Unterschenkeln. — Von den 32jährigen *PZ 32* hatte I seit 1950 eine Psoriasis, vor allem an den Streckseiten der Finger, zeitweilig aber auch an beiden Ellbogen; der Bruder hatte nie Schuppenflechte. — Bei den 26jährigen *PZ 40* hatte die Schwester (I) seit dem 2. Lebensjahr Schuppenflechte, 1955 in der hiesigen Klinik ambulante Behandlung, damals typische Herde auf dem behaarten Kopf, in der Gürtellinie und an den Extremitäten, jetzt generalisierter Befall mit Herden von Linsen- bis Münzgröße verteilt über die gesamte Haut; II hatte nie Psoriasis. — Der 26jährige Bruder der *PZ 66* hatte seit annähernd 10 Jahren rezidivierende Schuppenflechte, jetzt typische Herde am Stamm, Ellbogen, Knie und Unterschenkeln; bei der Schwester (II) kein Anhalt für Psoriasis. — Von den 11jährigen *PZ 82* hatte die Schwester (I) seit 1957 rezidivierend eine Psoriasis vor allem am behaarten Kopf und nur vereinzelt am Stamm, Knie und Ellbogen; der Bruder hatte nie eine Schuppenflechte. — Der 35jährige Bruder der *PZ 93* hatte 1955 eine Psoriasis vor allem an den Händen, jetzt erscheinungsfrei; die Schwester (II) hatte nie Psoriasis.

Eine tabellarische Zusammenfassung der Angaben in der Literatur mit den eigenen Untersuchungen ergibt Tabelle 9.

Tabelle 9

Nach der Literatur	A E	EZ		ZZ		Ins-gesamt
		k	d	k	d	
Siemens (1924)	A	1	—	—	—	1
Weitz (1924)	A	1	—	—	—	1
Clark (1926)	A	1	—	—	—	1
v. Verschuer (1927)	A	1	1	—	—	2
Lortat-Jacob (1927)	E	1	—	—	—	1
Zieler (1930)	A	1	—	—	3	4
Glatzel (1931)	A	—	3	—	1	4
Hoede (1931)	A	—	—	1	7	8
Vohwinkel (1932)	E	1	—	—	—	1
Weber (1934)	E	1	—	—	—	1
Schiller (1937)	A	1	—	—	—	1
Mayr (1938)	E	1	—	—	—	1
Dollmann v. Oye (1939)	E	—	1	—	—	1
v. Kampen (1941)	E	1	—	—	—	1
Liebenam (1942)	A	1	—	—	—	1
Melsom (1945)	A	—	1	—	—	1
Romanus (1947)	A	—	2	—	1	3
Pfaendler (1951)	E	1	—	—	—	1
Harö (1955)	E	1	—	—	—	1
Vogel (1956)	A	1	—	—	—	1
Insgesamt		15	8	1	12	36
Konkordanzquotient		65,2%	34,8%	7,7%	92,3%	
Eigene Fälle		3	—	3	10	16
Konkordanzquotient		100%	0%	23,1%	76,9%	
Insgesamt		18	8	4	22	52
Konkordanzquotient		69,2%	30,8%	15,4%	84,6%	

Bei der kleineren Zahl der eigenen untersuchten 16 Zwillingspaare ergibt sich ein Konkordanzquotient von 100%:23,1%, der sich bei der Zusammenfassung mit den Literaturangaben auf einen Quotienten von 69,2%:15,4% verändert. Bei den konkordant befallenen EZ und ZZ bestand, wie auch oft in der Literatur angegeben, bei den Partnern z. T. gleicher Verlauf und gleiche Ausdehnung, z. T. aber auch sehr unterschiedlicher Verlauf und Befall. Als wesentlich erscheint, daß einige der eigenen Zwillingspaare in größeren Zeitabständen, z. T. von 5 Jahren, nachuntersucht werden konnten.

HOEDE hat 1957 darauf hingewiesen, daß bei Patienten mit Schuppenflechte, die von ihm sogar über einen Zeitraum von 30 Jahren nachbeobachtet werden konnten, in Abhängigkeit von der Dauer der Beobachtungszeit auch die Zahl weiterer Familienangehöriger mit Schuppenflechte zunahm und sich bei diesem Krankengut ein familiäres Vorkommen von 80% zeigte. Vielleicht ist dies mit eine Erklärung, weshalb bei den eigenen Zwillingen — allerdings auch bei kleinerer Zahl — eine deutlichere Erblichkeit zu beobachten war als sonst in der Literatur angegeben wird.

Die bisherigen Ergebnisse der Zwillings- wie auch der Familienforschung bestätigen die Erblichkeit der Psoriasis bei unvollständiger Penetranz der Anlage.

3. Vesiculöse und bullöse Dermatosen

Im eigenen Zwillingsgut wurde die Dermatitis herpetiformis DUHRING, der Pemphigus vulgaris und die Epidermolysis bullosa (hereditaria) gefunden.

Beim *Pemphigus vulgaris* schießen Blasen verschiedener Größe auf unveränderter Haut mit und ohne Befall der Mundschleimhaut auf. Die Blasen sind im Beginn prall, später schlaff, nicht immer mit wäßrig-klarem, sondern eitrig getrübtem Inhalt. Während erste Blasen aufplatzen und eintrocknen unter Bildung von Erosionen, Krusten und zunächst geröteten, später pigmentierten Flecken ohne Narbenbildung abheilen, pflegen sich neue Blasen zu entwickeln. Als besondere Form kennt man neben dem P. vulgaris, P. foliaceus, P. erythematosus bzw. P. Senear-Usher den P. vegetans.

Ein familiäres Auftreten des Pemphigus ließ sich bisher niemals sicher feststellen. Über Zwillingsuntersuchungen berichtete bisher nur CORICCIATI (1938): Konkordantes Auftreten eines Pemphigus vulgaris bei einem eineiigen Zwillingspaar. Im *eigenen Zwillingsgut* wurden die 46jährigen *ZZ 72* beobachtet, bei der die Probanden an einem Pemphigus vulgaris litt, während die Partnerin hautgesund war.

Die *Dermatitis herpetiformis Duhring* ist bevorzugt in symmetrischer Anordnung an den Streckseiten der Extremitäten, in der vorderen Achselgegend, an den Schultern, zwischen den Schulterblättern, am Kreuzbein und in der Gesäßkerbe lokalisiert, während Kopf, Handteller und Fußsohlen so gut wie stets frei bleiben. Die Efflorescenzen stehen gruppenweise und oft serpiginös zusammen. Man findet polymorph und synchron rote und braune Flecke, Erytheme, Knötchen, Bläschen, Blasen, Pusteln, Krusten und Närbchen. Unter schubweisem Verlauf mit starkem Juckreiz kann sich die Krankheit oft über Jahre hinziehen.

Ätiologie und Pathogenese sind unbekannt. Im *eigenen Krankengut* wurden die 40jährigen *PZ 50* beobachtet, von denen der Bruder seit 5 Jahren an einer Dermatitis herpetiformis Duhring litt. Seine Schwester war erscheinungsfrei. In der Literatur wurde nur ein Bericht über konkordantes Auftreten einer Dermatitis herpetiformis Duhring bei EZ (MELSOM 1945) aufgefunden.

Bei der *Epidermolysis bullosa hereditaria* treten bereits nach geringsten mechanischen Traumen pralle Blasen besonders an derartigen Belastungen ausgesetzten Körperstellen wie Händen und Füßen auf. In Anlehnung an die „klassische" Einteilung von SIEMENS (1923) mit einer dominant vererbten Epidermolysis bullosa simplex und einer rezessiv vererbten Epidermolysis bullosa dystrophica unterschied TOURAINE (1942) später noch eine dritte hyperplastische Form mit dominantem Erbgang.

Folgende Angaben über Zwillingsuntersuchungen liegen bereits vor:

Tabelle 10

Nach der Literatur	$\frac{A}{E}$	EZ		ZZ		
		k	d	k	d	
SIEMENS (1924)	A	—	—	—	1	1 (simplex)
AHNSJÖ (1937)	E	1	—	—	—	1 ?
BRAIN (1952)	E	—	—	1	—	1 (dystroph)
WALTHER (1953)	E	1	—	—	—	1 (dystroph)
ACHTEN (1953)	E	—	—	1	—	1 (dystroph)
LELAND (1954)	E	—	—	1	—	1 (dystroph)
TESTA (1955)	E	—	—	—	1	1 (dystroph)
PECK (1956)	E	—	—	1	—	1 (dystroph)
CURTH (1959)	E	1	—	—	—	1 (dystroph)
Insgesamt		3	—	4	2	9
Eigene Fälle	A	—	—	1	1	2 (M. Pasini, dystroph)

Die meisten dieser Arbeiten sind für Zusammenfassungen nicht geeignet.

So gibt SIEMENS (1924) wohl an, daß es sich um ZZ handele, der sonstige knappe Hinweis, daß das eine der 14jährigen Mädchen eine „bereits verkrustete, vom Schuhdruck herrührende Blase an der Achillessehne" zeigte, läßt keine eindeutige klinische und somit auch erbbiologische Zuteilung zu. Die Arbeit von AHNSJÖ ermöglicht ebenfalls keine klinische Einteilung. Bei den von BRAIN beobachteten Zwillingen liegt wohl bei beiden eine dystrophe Form vor, da aber der Partner des 12jährigen Probanden mit 1½ Jahren verstarb, so fehlt hier die Zwillingsdiagnose. Die Zwillinge, über die WALTHER berichtete, waren wohl sicher EZ mit Konkordanz der dystrophen Form. Die Zwillinge von LELAND u. HIRSCHL starben bereits 21 und 44 Tage nach der Geburt, so daß auch hier die Eiigkeitsdiagnose fehlt. Auch bei den 7jährigen weiblichen Zwillingen von ACHTEN fehlt die Zwillingsdiagnose, klinisch handelt es sich wohl um eine E.b.h. simplex. TESTA beschrieb ein ZZ-Paar mit diskordantem Auftreten einer E.b.h. letalis, bei dem Zwillingspaar von PECK handelte es sich um PZ mit Diskordanz einer dystrophen Form, während andererseits aber auch das Bestehen eines Ehlers-Danlos-Syndroms angenommen wird.

Die beiden wesentlichen Voraussetzungen für eine erbbiologische Zusammenfassung, nämlich sichere Zwillingsdiagnose und eindeutige klinische Diagnose sind somit eigentlich nur bei den EZ von WALTHER, ZZ von TESTA und PZ von PECK gegeben.

Im *eigenen Zwillingsgut* wurden die *ZZ 29* mit Diskordanz einer besonderen Form der Epidermolysis b. h. albopapuloidea Pasini und die *PZ 61* mit Konkordanz einer E.b.h. dystrophica beobachtet.

Das erste Paar gab vor allem wegen der relativ seltenen Form Anlaß, die *Familien*angehörigen zu untersuchen. Es ließ sich in vier Generationen ein unregelmäßiger dominanter Erbgang feststellen. Außer kurzen Angaben von PASINI und später GASSER u. WALTHER über Auftreten dieser E.b.h. albopapuloidea bei Vorfahren väterlicherseits bzw. bei Vater und Tochter sind bisher noch keine Familienuntersuchungen erfolgt.

Bei dem zweiten eigenen Paar handelte es sich klinisch um eine schwere dystrophe Form, die Schwester verstarb an den Folgen des Hautleidens im 10. Lebensmonat, der jetzt 3jährige Bruder wurde als wesentlich gebessert entlassen.

4. Sklerosen und Atrophien

Folgende hierzu gehörige Krankheitsbilder fanden sich in der eigenen Zwillingsserie: Sclerodermia circumscripta, Cutis rhomboidalis nuchae, Erythrosis interfollicularis colli und Striae atrophicae bzw. distensae.

Bei der *circumscripten Sklerodermie* treten überwiegend am Stamm einzelne oder mehrere scheibenförmige Herde von etwa Handtellergröße auf, mit gelb-weißem derbem Zentrum, das von einem rötlich-lividen Saum umgeben ist. An den Extremitäten können auch langgestreckte Herde vorhanden sein.

HÜTTENHAIN (1939) beschrieb ein EZ mit diskordantem Vorkommen einer circumscripten Sklerodermie. Sonst liegen in der Literatur keine Angaben über Untersuchungen von Zwillingen vor. Bei den 19jährigen *PZ 39* des *eigenen Zwillingskrankengutes* zeigte die Probandin an der Innenseite der linken Brust einen typischen handflächengroßen circumscripten Sklerodermieherd, der Bruder war erscheinungsfrei.

Bei den *Hautatrophien* kommt es zu einer Dickenverringerung der Hautbestandteile, die atrophische Haut ist meist leichter faltbar. Typus ist die *senile* Atrophie. Bei der Verwitterungsatrophie, auch Landmanns- bzw. Seemannshaut bestehen degenerative, durch Licht- und andere Wettereinflüsse ausgelöste Veränderungen. Bei der *Cutis rhomboidalis nuchae* treten unter Einflüssen von Verwitterung besonders bei älteren Männern Hautfurchen verstärkt auf. Die ebenfalls mindestens teilweise witterungsbedingte *Erythrosis interfollicularis colli* ist durch feine Teleangiektasien besonders am Hals und den sichtbaren Gesichtsteilen ausgezeichnet.

Unter dem *eigenen Zwillingsgut* fanden sich 1 EZ (52), 2 ZZ-Paare (52, 57) und 1 PZ (51) mit *Cutis rhomboidalis nuchae*. Bei Krankheiten, bei denen von vornherein ihr Auftreten an eine mehr oder weniger eng umschriebene Körperstelle, wie hier Hals und Nacken, gebunden ist, muß man in vermehrtem Maße zur Klärung von Konkordanz bzw. Diskordanz des klinischen Bildes, Dauer des Bestehens und den klinischen Verlauf heranziehen.

Bei den 42jährigen männlichen *EZ 52* hatten zwar beide Brüder eine C.r.n.; bei I, der von Beruf Gärtner ist und somit in vermehrtem Maße der Einwirkung von Licht und sonstigen Witterungseinflüssen ausgesetzt war, war die C.r.n. stärker ausgeprägt und schon länger vorhanden als bei II, der als Zugschaffner bei der Eisenbahn zumindest nicht in besonderem Maße Witterungseinflüssen ausgesetzt war, aber jedenfalls hatte auch er C.r.n. Bei den 49jährigen *ZZ 52* hatte nur I eine beginnende C.r.n., er war als Elektriker bei der Bundesbahn viel im Außendienst. II war als Webmeister stets in einer Fabrik, keine besonderen Witterungseinflüsse, hatte aber ebenso wie I eine beginnende C.r.n. Die beiden 66jährigen *ZZ 57* waren Landwirte und hatten beide eine klinisch stark übereinstimmende C.r.n. Bei den *PZ 51* hatte nur der 53jährige männliche Partner, Landwirt von Beruf, eine C.r.n., die Schwester war Hausfrau und hatte keine C.r.n.

Das Vorkommen der Cutis rhomboidalis bei 1 EZ und bei 1 ZZ, von denen nur der eine als Gärtner bzw. Elektriker der Witterung vermehrt ausgesetzt war und der Bruder nicht, läßt erbliche Einflüsse auch für die Entstehung der C.r.n. in Erwägung ziehen. Dafür sprachen nach JORDAN[1] schon immer gewisse klinische Beobachtungen und das Vorkommen analoger Furchen z. B. in der Ohr- und Wangengegend.

Von einer *Erythrosis interfollicularis colli* waren 3 EZ (40, 52, 60) konkordant und 3 ZZ (87, 89, 115) diskordant befallen.

Die 42jährigen weiblichen *EZ 40* hatten beide an den lateralen Halspartien eine E.i.c., die bei II vielleicht etwas intensiver gerötet war. Beide waren als Frauen von Landwirten viel im Freien. Bei dem eben bereits erwähnten *EZ-Paar 52* hatten beide Männer an der vorderen Halspartie mit Übergang zum Brustbein eine klinisch außerordentlich ähnelnde E.i.c. Auch die 50jährigen männlichen *EZ 60* hatten beide konkordant eine E.i.c. an beiden Halsseiten und oberhalb des Brustbeins, I ist Fleischermeister und II Sattlermeister. Von den männlichen 28jährigen *ZZ 87* hatte nur II (Betriebsaufseher im Innendienst) an lateralen Halspartien eine E.i.c., I (Schmiedemeister) war erscheinungsfrei. Unter den 44jährigen weiblichen *ZZ 99* hatte nur I (Putzhilfe) eine E.i.c. und II (Haustochter) nicht. Bei den 35jährigen männlichen *ZZ 115* lag eine E.i.c. ebenfalls nur diskordant vor, und zwar bei I (Postassistent), II war Bergmann.

Das konkordante Vorkommen bei EZ-Paaren und das diskordante Auftreten bei 3 ZZ-Paaren unabhängig vom Beruf bzw. Vorkommen bei Personen, die keinen besonderen Witterungseinflüssen ausgesetzt sind (EZ 52, 60, ZZ 87, 99, 115) weist — so weit dies bei der kleinen Zahl der Untersuchten überhaupt gesagt werden kann — auf die Bedeutung erblicher Einflüsse hin. Die E.i.c. wurde hier mehr *anhangsweise* erörtert: Sie gehört vielleicht mit ihren feinen Teleangiektasien auch mehr in die Gruppe der Teleangiektasien.

Striae atrophicae (Str. cut. distensae) sind striemenartige, an der Oberfläche oft gefältete, weißliche Hautstreifen von einem bis mehreren Zentimetern Länge und ½ bis 1 cm Breite, die am häufigsten am Bauch, aber auch an Oberschenkeln, Gesäß, an Brüsten und Knien, meist symmetrisch auftreten. Man kennt sie hauptsächlich bei Schwangeren, bei Fettleibigkeit, nach Infektionskrankheiten, bei Morbus Cushing z. B. u. a. m. Ätiologie und Pathogenese sind bisher nicht eindeutig geklärt. In neuerer Zeit hat man nicht unbegründet versucht, sie als Ausdruck eines oligosymptomatischen M. Cushing-Syndroms zu deuten.

In der Literatur liegen bisher Angaben über Untersuchungen an 10 Zwillingspaaren vor:

SIEMENS (1924) beobachtete bei 19jährigen weiblichen EZ übereinstimmende Striae im Kreuz und lateral von den vorderen Achselfalten. Auch MEIROWSKY sah Konkordanz bei EZ mit auffallender Übereinstimmung in Ausdehnung und

---

[1] Mündliche Mitteilung.

Lokalisation. CURTIUS u. KORKHAUS (1930) stellten Konkordanz bei einem 20jährigen männlichen EZ-Paar an der Innenseite beider Oberarme und bei einem 34jährigen männlichen EZ-Paar an der linken Schulter fest. SCHOKKING (1931) wies bei 2 EZ Konkordanz, bei 3 EZ Diskordanz und bei 1 ZZ Diskordanz nach.

Im *eigenen Zwillingsgut* wurden 3 EZ mit Konkordanz (32, 35, 47), 1 EZ mit Diskordanz (62), 2 ZZ mit Konkordanz (68, 71), 1 ZZ mit Diskordanz (82) und 4 PZ mit Diskordanz (55, 58, 69, 103) beobachtet.

Bei den 20jährigen weiblichen unverheirateten *EZ 32* lagen bei Adipositas an beiden Oberschenkelbeugeseiten und am Unterbauch Str.d. vor. Die 30jährigen weiblichen *EZ 55* hatten ein beträchtliches Übergewicht (170,5 cm Körpergröße, I 101,5 kg und II 93 kg), I hatte eine 4jährige Tochter, II war kinderlos verheiratet. Beide hatten am Unterbauch zahlreiche breite Str.d. Auch bei den weiblichen 49jährigen *EZ 47* hatten beide in bald spiegelbildlicher Anordnung ausgedehnte Str.d. am Unterbauch, beide Frauen hatten aber auch je drei Geburten gehabt. Von den 25jährigen männlichen *EZ 62* wies nur I Str.d. an Gesäß und Lendenpartien auf, II war erscheinungsfrei, ein großer Unterschied im Körpergewicht bestand nicht: I 171 cm/76,0 kg, II 166,5 cm/75 kg. Die 17jährigen weiblichen, ledigen *ZZ 68* hatten zwar beide Str.d., bei I mit einem Körpergewicht von 75,5 kg waren sie aber häufiger und breiter und bei II (50,0 kg) nur vereinzelt und schmal. Auch die 39jährigen männlichen *ZZ 82* hatten beide Str.d. bei allerdings gleichem Körpergewicht (I 81,5, II 82,0 kg) und teilweise unterschiedlicher Lokalisation (I Achselhöhle-Rücken und Gesäß; II Gesäß und Lende). Von den 26jährigen männlichen *ZZ 82* wies I (190,5 cm/89,5 kg) ziemlich breite Str.d. an Oberschenkeln und Hüften auf, er hätte vor einiger Zeit ein beträchtliches Übergewicht gehabt; II 181,0 cm/85,5 kg) war erscheinungsfrei. Bei den 25jährigen *PZ 55* hatte der männliche Partner (II) Striae in beiden Leistenbeugen mit Übergang zu den Oberschenkeln, die unverheiratete Schwester war erscheinungsfrei. Von den 48jährigen *PZ 58* hatte die weibliche, verheiratete Partnerin (I) Striae am Unterbauch, Oberschenkeln und Kniekehlen (3 Geburten), der Bruder (II) hatte keine Striae. Unter den 35jährigen *PZ 69* hatte nur der männliche Partner (I) Str., die unverheiratete Schwester war erscheinungsfrei. Auch bei den 18jährigen *PZ 103* hatte nur der männliche Partner (II) Str.d. im Bereich beider Lenden, die Schwester (I) war frei.

Eine Zusammenfassung der eigenen Ergebnisse mit denen der Literatur zeigt Tabelle 11.

Tabelle 11

Nach der Literatur	A/E	EZ		ZZ		Insgesamt
		k	d	k	d	
SIEMENS (1924)	A	1	—	—	—	1
MEIROWSKY (1924)	A	1	—	—	—	1
CURTIUS (1930)	A	2	—	—	—	2
SCHOKKING (1931)	A	2	3	—	1	6
Eigene Fälle	A	3	1	2	5	11
Insgesamt		9	4	2	6	21
Konkordanzquotient		69,2%	30,8%	25%	75%	

Die tabellarische Zusammenfassung kann für die daraus zu entnehmende beträchtliche erbliche Beeinflussung für die Entstehung der

Str.d. nur mit Zurückhaltung herangezogen werden. Für die Str. spielen Lebensalter, Geschlecht, Schwangerschaft und sonstiger Gesundheitszustand eine so wesentliche Rolle, daß sie auf jeden Fall mitbeachtet werden müssen. Andererseits fällt aber gerade bei dem *eigenen* Krankengut auf, daß bei den *EZ 35* bei zwar bei beiden vorhandenem Übergewicht aber nur bei I eine Schwangerschaft vorlag und dennoch beide Striae hatten. Bei den männlichen *EZ 62* wies bei annähernd gleichem Körpergewicht nur I Striae auf. Bei den vier PZ-Paaren hatten dreimal die männlichen Partner bei unverheirateten Schwestern Striae. Weiterhin ist die Konkordanz bei den EZ doch viel ausgeprägter als bei ZZ, was auch auf den idiotypischen Einfluß hinweist.

5. Granulomatosen

Von den chronisch-entzündlichen Granulationsgeschwülsten unbekannter Ätiologie (dem Erythematodes, Granuloma anulare, Sarkoidose) fand sich unter dem eigenen Zwillingsgut ein EZ-Paar mit *Erythematodes chronicus discoides.*

Der chronische Erythematodes befällt in erster Linie die Gesichtshaut, dort häufig in einer charakteristischen Schmetterlingsform, aber kann auch an Ohrmuscheln, behaartem Kopf, Fingern und Mundschleimhaut lokalisiert sein. Es handelt sich um scheibenförmige Herde (Plaques) mit zentraler Atrophie, entzündlich fortschreitendem Randsaum, Teleangiektasien und folliculären, tapeziernagelartigen Hyperkeratosen, diese Merkmale sind aber nicht immer gleichzeitig vorhanden.

Während über ein familiär gehäuftes Auftreten relativ häufig berichtet wurde (vgl. die neueren Übersichten bei v. GRÜNHAGEN), fanden sich in der Literatur nur zwei Angaben über Zwillingsuntersuchungen. So sah GIGLI (1951) unter fünf familiären Fällen ein männliches EZ-Paar mit zeitlich verschiedenem Auftreten, verschiedenem Typ und unterschiedlicher Intensität. v. GRÜNHAGEN (1952) beobachtete ein 35jähriges weibliches EZ-Paar, bei dem I klinisch ein klassisches Bild bot, während bei II die Erscheinungen als nicht so ausgeprägt geschildert wurden, erst die Histologie vermochte die Diagnose zu sichern.

Unter dem *eigenen Krankengut* wurden die 26jährigen weiblichen *EZ 63* beobachtet, bei denen bei I 1959 poliklinisch ein Erythematodes an beiden Wangen und an beiden Ohrmuschelrändern festgestellt wurde, II war erscheinungsfrei. — Ätiologie und Pathogenese des Erythematodes sind noch nicht völlig geklärt. Die kleine Zahl von drei untersuchten Zwillingspaaren, wobei es sich bei zwei konkordanten EZ noch um Einzelkasuistik handelt, läßt für die Mitwirkung erblicher Faktoren keine sicheren Rückschlüsse zu.

6. Dermatosen bei Gefäßkrankheiten

Dermatosen bei Krankheiten des blutbildenden Gewebes sowie Purpuraformen kamen in dem eigenen Zwillingsgut nicht zur Beobachtung, dagegen verschiedene *„Hautveränderungen als Ausdruck peripherer Kreislaufstörungen"*.

Unter *Cutis marmorata* versteht man das flüchtige Auftreten eines grobmaschigen Netzwerkes blauroter Streifen um Inseln normaler Hautfarbe am Rumpf und an den Extremitäten, wie es bezeichnenderweise als Abkühlphänomen beim Auskleiden vorkommt.

SIEMENS (1924) sah bei 3 EZ unter Gleichheit der auslösenden Abkühlung gleiche Ausprägung der Hautmarmorierung in Intensität und Lokalisation, während 3 ZZ in der Mehrzahl der Fälle deutliche Intensitäts- und Lokalisationsunterschiede erkennen ließen und bei 4 weiteren ZZ nur 1 Partner befallen war. v. VERSCHUER (1927) berichtet über 35 und SCHOKKING (1931) über weitere zwei Paare.

Unter dem *eigenen Krankengut* bestand bei 28 von 29 EZ und bei 37 von 73 ZZ Konkordanz.

Tabelle 12

Nach der Literatur	EZ		ZZ		Insgesamt
	k	d	k	d	
SIEMENS (1924)	3	—	3	4	10
v. VERSCHUER (1927)	19	—	11	5	35
SCHOKKING (1931)	1	—	1	—	2
Insgesamt	23	—	15	9	47
Konkordanzquotient	100%	0%	62,5%	37,5%	
Eigene Fälle	28	1	37	36	102
Konkordanzquotient	96,6%	3,4%	50,7%	49,3%	
Insgesamt	51	1	52	45	149
Konkordanzquotient	98,1%	1,9%	53,6%	46,4%	

Nach diesen Untersuchungsergebnissen kann als bewiesen angesehen werden, daß die anatomisch-funktionellen Verhältnisse der C.m. in hohem Maße erblichen Einflüssen unterliegen.

Bei der *Acrocyanose* (Acroasphyxie) handelt es sich um der Cutis marmorata analoge, jedoch beständigere bläulich-rote Gefäßnetzbildungen an Händen und Füßen, weniger an Unterarmen und Unterschenkeln, im Gesicht und am Gesäß. Neben der Streifenbildung kommen auch diffus blaurote, unter Umständen von weißen oder zinnoberroten Flecken unterbrochene Hautteile vor. Die Acrocyanose kann von Faktoren, wie Unterernährung, nicht erblichen Krankheiten oder endokrinen Störungen abhängig sein.

Nach den Zwillingsuntersuchungen von SIEMENS ist die Acrocyanose in ihrer gewöhnlichen Form sicher weitgehend erbbedingt. SIEMENS fand auch bezüglich der Einzelsymptome der Acroasphyxie (Cyanose,

Schwellung, Zinnoberflecken) bei eineiigen Zwillingen Übereinstimmung, während bei zweieiigen Zwillingen oftmals nur der eine befallen war.

Tabelle 13

Nach der Literatur	$\frac{A}{E}$	EZ		ZZ		Insgesamt
		k	d	k	d	
SIEMENS (1924)	A	3	—	—	1	4
SCHOKKING (1931)	A	10	—	7	8	25
Eigene Fälle	A	43	—	69	43	155
Insgesamt	A	56	—	76	52	184
Konkordanzquotient		100%	0%	59,4%	40,6%	

Unter 155 *eigenen Zwillingspaaren* waren 43 EZ-Paare stets beide konkordant in Lokalisation, Intensität und Ausdehnung befallen. Bei 102 ZZ-Paaren lag eine Acrocyanose nur bei 69 Paaren konkordant vor, wobei oftmals noch bezüglich Lokalisation, Intensität und Ausdehnung erhebliche Unterschiede bestanden. Nach *Zusammenfassung* der Befunde von SIEMENS und SCHOKKING und der eigenen läßt sich sagen, daß die Acrocyanose in der Tat als eine in hohem Maße erblich bedingte Krankheit anzusehen ist.

Bei der *Erythrocyanosis crurum* findet man bei Mädchen und jüngeren Frauen am unteren Drittel der Unterschenkel lila bis blau gefärbte, auch hellrote Flecke. Sie bildet oftmals einen günstigen Boden für die Entwicklung von Frostschäden.

Besondere Berichte über Zwillingsuntersuchungen liegen in der Literatur nicht vor, häufig werden derartige Befunde zu den Acrocyanosen gezählt worden sein.

Im *eigenen Krankengut* wurde Konkordanz bei 5 EZ (32, 33, 41, 72, 84) sowie bei 2 ZZ (68, 76) und Diskordanz bei 3 ZZ (61, 63, 81) sowie bei 7 PZ (54, 57, 59, 72, 80, 89, 105) gefunden. Die sieben PZ können natürlich nur bedingt herangezogen werden, da man eine Erythrocyanosis puellarum nicht bei Männern erwarten kann, es fehlt aber auch bei den Partnern irgendein Äquivalent wie vielleicht eine stärkere Cyanose, so daß diese Fälle bei der Berechnung des Konkordanzquotienten doch hinzugefügt wurden. Es ergibt sich nämlich dann ein Quotient von 100%:16,5% bzw. — wenn man die PZ fortläßt — von 100%:40%.

Unter *Erythema fugax* (Affekterythem) versteht man die Neigung, auf seelische Erregungen hin zu erröten. Sein Auftreten ist von der Reaktionsfähigkeit der Hautgefäße, von der Stärke der seelischen Erregung, von äußeren Einflüssen, von bestimmten Zuständen wie Menopause und Krankheiten, wie z. B. Morbus Basedow abhängig.

Schon DARWIN hatte angenommen, daß für das Auftreten eines Erythema fugax auch eine erbliche Veranlagung eine Rolle spielen kann.

SIEMENS sah 1924 zwei eineiige 14jährige Zwillingsschwestern, von denen die eine, geschlechtlich bereits weiter entwickelte, ausgesprochene Schamröte bei der gemeinsamen Untersuchung zeigte, die andere nicht. Unter dem *eigenen Zwillingsgut* waren fünf weibliche EZ (20, 37, 39, 41, 87), die ein in Lokalisation und Intensität deutlich übereinstimmendes E. f. zeigten, während bei 6 weiblichen ZZ (21, 23, 55, 108, 110, 131) eine sehr unterschiedliche Konkordanz und bei 2 weiteren ZZ (67,116) Diskordanz vorlag. Von 4 PZ (18, 58, 71, 126) hatte stets nur der weibliche Partner ein E.f. Bei den PZ 107 lag Konkordanz vor. — Die bisher untersuchte kleine Zahl von Zwillingen mit E.f. läßt eine erbliche Disposition für das Entstehen des E.f. annehmen.

Die *Rosacea* kann als Sonderform peripherer Kreislaufstörungen der Haut angesehen werden.

Sie tritt ausschließlich in zentralen Gesichtspartien (Stirn, Nase, Wange, Kinn) während der mittleren Lebensjahre auf. Man findet Erythem, Teleangiektasien, Papeln, Pusteln, häufig bei gleichzeitiger Gesichts- und Kopfseborrhoe. Die Kranken haben oft Verdauungsstörungen, Herzleiden, ovarielle Dysfunktionen u. a. m. Stärkerer Kaffee- oder Alkoholgenuß, Hitze und auch psychische Einflüsse können die Rosacea verschlimmern.

Bereits DARWIN nahm erbliche Bedingtheit an, er sprach von einer „gutta rosea hereditaria". SIEMENS schrieb 1929, daß systematische Untersuchungen von Familien oder Zwillingen bisher nicht bekannt wären. SAUNDERS (1944) sah ein 43jähriges weibliches EZ-Paar konkordant mit Rosacea und DAVIDSON u. Mitarb. (1955) ein weibliches EZ-Paar, bei dem die Probandin seit dem 50. Lebensjahr eine Rosacea hatte, während die Partnerin erscheinungsfrei war.

Unter dem *eigenen Krankengut* wurden 15 Zwillingspaare beobachtet, bei denen entweder ein oder beide Partner an einer Rosacea litten. Die EZ 40, 51, 65, 93 sowie die ZZ 38, 49, 50, 126 waren konkordant und die ZZ 50, 57, 107, 113 sowie die PZ 39, 45, 75 waren diskordant befallen. Eine erbliche Disposition läßt sich trotz der kleinen Zahl bisher untersuchter Zwillinge damit behaupten.

Der *varicöse Symptomenkomplex* ist hier eine weitere Sonderform.

Als Varicen (Krampfadern) bezeichnet man zylindrisch-spindelförmige, geschlängelte oder knotenförmige Erweiterungen der Lichtung bzw. der Länge der Venen, die an allen Körperstellen, am häufigsten aber an den Unterschenkeln auftreten können. Folgezustände von Krampfadern an den Unterschenkeln können Ekzeme sein mit Erythemen, Hämorrhagien, Hyperpigmentierungen, Sklerosen, Atrophien, Ödemen sowie Geschwüren. Hämorrhoiden und Varicocelen sind Krampfadern mit besonderer Lokalisation.

Obwohl man doch heute allgemein in Anlehnung an die Familienuntersuchungen von CURTIUS für die Entstehung der Krampfadern erblich-konstitutionelle Faktoren bei Bindegewebsschwäche annimmt, ist die Zahl bisher auf Krampfadern untersuchter Zwillinge klein.

So berichtet SIEMENS (1924) über 4 EZ mit konkordanter Venenzeichnung, und zwar hatten bei 3 Paaren beide Partner eine in ihrer Intensität übereinstimmende Venenzeichnung auf der Brust, bei einem Fall auffallende Venenstränge an der Innenseite der Oberarme. Bei 2 ZZ bestand Konkordanz von Venenzeichnungen an der Brust, während bei einem weiteren Paar nur ein Partner eine starke Venenzeichnung auf der Brust, an der rechten Brustseite oder an der linken Halsseite hatte. WEITZ (1924) sah 63jährige eineiige Zwillingsschwestern mit übereinstimmenden Varicen. CURTIUS u. KORKHAUS (1930) führten unter ihrem Zwillingsgut einen EZ mit Konkordanz an. Auch SCHOKKING (1931) beobachtete bei 55jährigen weiblichen EZ konkordant Varicen. TROISIER u. LE BAYON (1937) untersuchten 154 Familien auf Krampfadern, unter den sich ein EZ mit Konkordanz und ein ZZ mit Diskordanz befand.

Unter dem *eigenen Zwillingsgut* wurden 12 EZ, 25 ZZ und 23 PZ mit Formen des varicösen Symptomenkomplexes an den Unterschenkeln, 1 ZZ (39) mit Hämorrhoiden und 3 ZZ (70, 105, 119) und 1 PZ (123) mit Varicocelen beobachtet. Die Hämorrhoiden lagen bei den 32jährigen männlichen ZZ diskordant, die Varicocelen bei den 22jährigen ZZ 70 konkordant und bei den 13jährigen ZZ 105 und 27jährigen ZZ 119 diskordant vor. Die 64 Zwillingspaare mit varicösem Symptomenkomplexen teilen sich bezüglich Konkordanz oder Diskordanz wie folgt auf: 9 EZ konkordant, 3 EZ diskordant, 13 ZZ konkordant, 15 ZZ diskordant, 7 PZ konkordant und 17 PZ diskordant. Von den konkordant befallenen EZ waren die EZ 35, 37, 39, 40, 47, 48, 65, 74 weiblichen und das EZ-Paar 60 männlichen Geschlechts. Von den diskordant erkrankten EZ waren die EZ 15 und 42 weiblich und EZ 52 männlich. Bei den ZZ mit Konkordanz waren weiblich ZZ 30, 35, 46, 49, 51, 53, 56, 62, 99, 100, 132 und männlich ZZ 50, 84, während von den ZZ mit Diskordanz die Zwillinge ZZ 41, 44, 61, 77, 83, 107, 108, 111, 128, 137 weiblichen Geschlechts und die ZZ 17, 40, 52, 82, 119 männlichen Geschlechts waren. Von besonderer Wichtigkeit für die Beurteilung der Diskordanz ist natürlich das Vorkommen der Varicen bei den PZ. Während bei den ZZ der Anteil konkordant und diskordant befallener Paare mit 13 : 15 ziemlich gleich ist, beträgt das Verhältnis bei den PZ 7 : 17. Bei den 17 PZ mit Diskordanz waren die befallenen Partner der PZ 31, 42, 43, 45, 49, 56, 58, 59, 62, 77, 104 und 112 weiblichen und der PZ 20, 51, 52, 70, 80 männlichen Geschlechts. Es stehen somit bei 17 PZ-Paaren mit Diskordanz 12 weibliche Partnerinnen 5 männlichen Patienten gegenüber.

Eine tabellarische Zusammenfassung der bisherigen und der eigenen Untersuchungen von Zwillingen mit varicösem Symptomenkomplex ergibt das in Tabelle 14 dargestellte Bild.

Es soll nicht übersehen werden, daß das Auftreten von Krampfadern z. B. bei Frauen nach Schwangerschaften häufiger ist als bei Nulliparen oder bei Männern. Dennoch weist der o. a. Konkordanzquotient von 84,2% : 39,3% auf vorwiegende Erblichkeit des varicösen Symptomenkomplexes hin. Die Zahl der untersuchten Zwillinge mit Hämorrhoiden und Varicocelen ist für erbbiologische Überlegungen noch zu klein.

Tabelle 14

Nach der Literatur	$\frac{A}{E}$	EZ		ZZ		Ins-gesamt
		k	d	k	d	
Siemens (1924)	A	4	—	2	1	7
Weitz (1924)	A	1	—	—	—	1
Curtius (1930)	A	1	—	—	—	1
Troisier (1937)	A	1	—	—	1	2
Insgesamt		7	—	2	2	11
Eigene Fälle		9	3	20	32	64
Konkordanzquotient		75%	25%	38,5%	61,5%	
Insgesamt		16	3	22	34	75
Konkordanzquotient		84,2%	15,8%	39,3%	60,7%	

7. Durch physikalische und chemische Schädigungen bedingte Krankheiten der Haut

Clavi (Hühneraugen) und Pernionen (Frostbeulen) wurden bei den Zwillingen beobachtet.

Bei einem *Clavus* handelt es sich um eine örtliche Hyperkeratose auf lange Zeit wiederkehrenden Druck gegen eine begrenzte, harte, knöcherne Unterlage.

Außer den von Siemens durchgeführten Untersuchungen bei Zwillingen mit Bullosis mechanica lagen keine Angaben über Zwillinge mit mechanisch bedingten Hautveränderungen vor. Vielleicht könnten noch die von Siemens angegebenen Keratosen an Knie und Ellbogen hier hinzugezählt werden.

Unter dem *eigenen Zwillingsgut* wurden bei den 24jährigen weiblichen *ZZ 61*, bei den 23jährigen weiblichen *ZZ 67*, bei den 29jährigen weiblichen *ZZ 100* und bei dem weiblichen Partner der 26jährigen *PZ 55* Clavi stets nur diskordant beobachtet.

Pernionen sind bläulich bis tiefrote Knoten, vor allem an den Acren wie Finger, Zehen, Ohren, Nase, aber auch Wangen, Unter- und Oberschenkeln. Unter Jucken und Brennen können die Pernionen bullös, krustös und ulcerös werden. Für ihre Entstehung ist ein besonderes Terrain erforderlich. Es erkranken hauptsächlich Jugendliche, Mädchen besonders. Acroasphyxie fördert die Entstehung, auch Unterernährung, Blutarmut und Menstruationsstörungen.

Über Untersuchungen von Zwillingen mit Pernionen berichtete Schokking, der 1 EZ mit Konkordanz anführte. Unter dem *eigenen Krankengut* fand sich Konkordanz bei den *EZ 63* sowie den *ZZ 44* und Diskordanz bei den *PZ 48* sowie *PZ 92*.

Die 26jährigen weiblichen *EZ 63* litten seit Jahren im Frühjahr und Herbst rezidivierend an Pernionen beider Hände. Auch bei den 39jährigen weiblichen *ZZ 44* hatten beide Schwestern Frostbeulen, und zwar I an den Endphalangen der 1. und 2. Zehen beiderseits und II an den Außenseiten beider Großzehen. Bei den *PZ 48* zeigte der weibliche Partner Pernionen an beiden Ohren und bei den *PZ 92* ebenfalls die Schwester seit Jahren rezidivierend Frostbeulen am linken Fuß.

Die Zahl bisher untersuchter Zwillinge ist sehr klein, sie läßt aber für die Pernionen konstitutionell hereditäre Einflüsse bei terrainvorbereitender Pathogenese vermuten.

Bei der *Berlocke-Dermatitis* kommt es meist an der Brust oder am Rücken jüngerer Mädchen und Frauen zu braunroten Verfärbungen in eigenartig bizarren, in der Form an die früher modischen Schmuckanhänger an Uhren erinnernden Streifen. Sie entstehen meist auf dem Weg des Herabfließens von Tropfen Kölnisch Wassers, falls dieses lichtsensibilisierende ätherische Öle enthält.

Bei den weiblichen *ZZ 100* litt I an einer derartigen Berlocke-Dermatitis; während II frei war. Interessant war, daß I ein Vaselinoderm hatte. Beim *PZ 80* hatte die Schwester (I) eine B.-D. an den Oberschenkeln, sie nahm Kölnisch Wasser zum Parfümieren der Strümpfe wegen Hyperidrosis; II war frei.

Auch hier läßt die kleine Zahl der befallenen Zwillinge keine Rückschlüsse auf die Erblichkeit dieser Krankheit zu.

8. Allergodermien

Bei den untersuchten Zwillingen wurden Kontaktekzem, toxische Exantheme und Urticaria gefunden.

Als *Allergodermien* faßt man, kurz gesagt, die Hautkrankheiten zusammen, bei denen die veränderte Reaktionsbereitschaft (Allergie) der Haut durch Einwirkung körperfremder Substanzen entstanden ist. Die Bezeichnungen Kontaktdermatitis und akutes Kontaktekzem haben die gleiche Bedeutung. Als auslösende Substanzen für eine Kontaktdermatitis kommen Stoffe in Frage wie z. B. kosmetische Artikel, Bekleidungsstücke, Medikamente und Berufsnoxen. Als Berufs- oder Gewerbeekzeme bezeichnet man Ekzeme bestimmter Berufe, wie Maurer, Anstreicher, Gärtner, die durch bei der Arbeit verwendete Stoffe ausgelöst werden.

Angaben über Zwillingsuntersuchungen mit Kontaktekzemen sind in der Literatur nur schwer zu finden. Erst in jüngerer Zeit ist der Begriff Kontaktekzem fester umrissen und schärfer von anderen Ekzemformen getrennt worden. SIEMENS schrieb noch 1929, daß „die jetzt vorliegenden Zwillingsbefunde (mit Ausnahme der seborrhoischen Ekzeme) so spärlich sind, daß sich auch noch nichts damit anfangen läßt". Auch HOEDE meinte 1940, daß über Untersuchungen von Zwillingen mit Ekzemen wenig Sicheres bekannt geworden ist.

Unter dem *eigenen Krankengut* wurden beobachtet 4 EZ (65, 88, 92, 93), 5 ZZ (51, 68, 76, 78, 132) und 8 PZ (52, 58, 59, 77, 98, 118, 120, 126) mit Kontaktekzemen.

Bei den weiblichen 48jährigen *EZ 65* litt I an einem Kontaktekzem im Bereich der Strumpfhalterschnallen an beiden Oberschenkelinnen- und -außenseiten; II trug ebenfalls nickelhaltige Strumpfhalterschnallen, sie hatte jetzt kein Kontaktekzem und hatte auch früher nie an einer Überempfindlichkeit gelitten. — Die weiblichen 34jährigen *EZ 88* litten beide an einem Ekzem nach Verwendung von Melkfett im landwirtschaftlichen Betrieb der Eltern; II hatte jetzt eine Dermatitis am linken Unterschenkel nach Verwendung einer sulfonamidhaltigen Salbe zur Behandlung eines Mückenstichs; I bisher kein Kontakt mit Sulfonamidsalben. — Bei den *EZ 92* (geb. 12. 12. 12) war II Maurer und litt an einem chronischen Ekzem der Hände, epicutane Hautproben mit Chromaten waren positiv; I war wegen Kriegsleidens arbeitsunfähig, früher Landwirt. — Von 54jährigen *EZ 93* hatte II als Einrichter in der Metallindustrie Kontakt mit einem besonderen Bohröl, epicutane Hautproben waren positiv; I war Anstreicher von Beruf, er hatte kein Kontaktekzem.

Von den 65jährigen weiblichen *ZZ 51* mußte II 1958 stationär aufgenommen werden wegen einer Dermatitis nach Verwendung einer schwefelhaltigen Salbe zur Behandlung eines Unterschenkelekzems bei Status varicosus, epicutane Hautproben ergaben außerdem eine Überempfindlichkeit gegenüber besonderen Waschmitteln und gegenüber Seifen; I hat nie an einem Ekzem gelitten. — Bei den 16jährigen weiblichen *ZZ 68* hatte I ein Kontaktekzem an den Oberschenkeln im Bereich der Strumpfhalterschnallen; II hatte ebenfalls einen Strumpfhalter mit nickelhaltigen Schnallen, sie sei dagegen nie überempfindlich gewesen. — Von den 23jährigen weiblichen *ZZ 76* mußte I 1959 als Notaufnahme aufgenommen werden wegen einer Dermatitis nach Tragen einer neuen farbigen Bluse, eine epicutane Hautprobe mit dem gleichen Blusenstoff war positiv, außerdem bestand Überempfindlichkeit gegenüber Nickelsulfat, Ammoniumpersulfat und Formalin; II hätte nie an einer Überempfindlichkeit gelitten. — Die 24jährige Probandin der *ZZ 78* wurde 1959 wegen eines Hausfrauenekzems behandelt, Verschlimmerung vor allem nach schärferen Reinigungsmitteln; die Partnerin hätte nie eine Überempfindlichkeit bemerkt. — Bei den männlichen *ZZ 132* (geb. 11. 2. 06) war bei I ein dysidrotisches Handekzem mit einem Spray behandelt worden und anschließend eine Dermatitis aufgetreten; II sei mit diesem Präparat nie in Berührung gekommen.

Die 27jährige Schwester der *PZ 52* hatte ein Kontaktekzem am Rücken im Bereich der Schnallen des Büstenhalters; der Bruder litt nie an allergischen Hautleiden. — Bei den *PZ 58* hatte der 48jährige Bruder eine Terpentinüberempfindlichkeit (entsprechende Hautproben waren positiv); die Schwester, die allerdings mehr als Verkäuferin von Farben und Tapeten im elterlichen Anstreichergeschäft mit tätig war, hätte nie eine Terpentinüberempfindlichkeit bemerkt. — Die 42jährige Schwester der *PZ 59* litt an einer Dermatitis nach Verwendung eines Antimykotikums; II hätte nie eine Fußpilzflechte gehabt und daher auch kein Antimykotikum verwendet. — Die 35jährige Schwester der *PZ 77* mußte 1956 stationär aufgenommen werden wegen einer Dermatitis nach Verwendung von Penicillinsalben zur Behandlung eines Nackenfurunkels, epicutane Hautproben mit Penicillinpräparaten waren stark positiv; der Zwillingsbruder litt an Heuschnupfen, Penicillininjektionen wurden bei einer Operation vertragen. — Die 28jährige Schwester der *PZ 98* hatte 1959 ein Kontaktekzem im Bereich des nickel- und chromhaltigen Verschlusses eines Uhrarmbandes, nach Fortlassen dieses Armbandes kein Ekzem mehr; der Bruder (Schneidergeselle) hätte nie eine Überempfindlichkeit bemerkt. — Von den *PZ 118* (geb. 25. 4. 1927) trat die Schwester (I) Anfang 1955 eine Stelle als Hausgehilfin an, sie mußte viel Kinderwäsche waschen, vor allem nach Kontakt mit Waschmitteln baldiges Auftreten eines Handekzems, nach nur kurzer ambulanter Behandlung und vor allem nach Meiden des Wäschewaschens schnelle Abheilung; der Bruder ist Stahlfacharbeiter, er hätte nie ein

Ekzem gehabt. — Bei den *PZ 120* (geb. 10. 5. 1940) litt II an einem Hausfrauen-ekzem der Hände, epicutane Hautproben mit im Haushalt verwendeten Substanzen waren teilweise positiv, baldige Besserung nach Umstellung der Arbeit im Haushalt; der Bruder war Hilfsarbeiter in der Textilindustrie, er war hautgesund. — Die Schwester der 31jährigen *PZ 126* litt an einem Kontaktekzem an den Oberschenkeln im Bereich der Strumpfhalterschnallen und zeitweilig am Hals beim Tragen einer bestimmten Halskette. Auf ärztlichen Rat Fortlassen der Kette und der nickelhaltigen Strumpfhalterschnallen, seitdem an diesen Körperstellen kein Ekzem mehr. Als Gastwirtsfrau vermehrt Kontakt mit Reinigungsmitteln und seitdem zeitweilig Auftreten eines Ekzems der Hände; der Bruder (II), Dachdecker, hätte nie ein Kontaktekzem gehabt.

Eine Zusammenstellung der eigenen Befunde ergibt Tabelle 15.

Tabelle 15

| EZ | | ZZ | | Ins- |
k	d	k	d	gesamt
1	3	—	13	17

Eine solche Zusammenstellung ist natürlich sehr problematisch. Voraussetzung für derartige Vergleichsuntersuchungen von Zwillingen auf allergische Krankheiten ist selbstverständlich, daß beide Partner mit dem allergisierenden Stoff in Berührung kamen, was wohl doch nur bei den EZ 65, 88, ZZ 51, 68, 76, 78 und PZ 52, 58, 77, 98, 126 der Fall war. Bei den übrigen Zwillingen hatte der Partner keinen Kontakt mit den entsprechenden auslösenden Substanzen gehabt. Zweckmäßig wäre es sicher gewesen, bei den bisher unbekannten Probanden epicutane Hautproben mit den Stoffen vorzunehmen, gegen die die Partner überempfindlich waren, dies war aber nicht immer möglich, da dann die Zwillinge nach 24 bzw. 48 Std noch einmal zum Ablesen der Hautreaktionen hätten wiederkommen müssen. Wegen der kleinen Zahl der Untersuchten läßt sich über die Bedeutung erblichen Einflusses bei der Entstehung des Kontaktekzems zunächst nichts Sicheres sagen.

Beim *Vaselinoderm* handelt es sich um fleckförmige bis flächenhafte Erytheme, Hautverdickungen und Hyperpigmentierungen nach vorhergehender Anwendung vaselinhaltiger Salben besonders ungereinigter Art. Lichteinflüsse können wohl auch eine Rolle spielen. Das Vaselinoderm wird hier *anhangsweise* besprochen.

Bei der 29jährigen Schwester der *ZZ 100* bestand seit Jahren ein Vaselinoderm der Stirn nach regelmäßiger Verwendung einer besonderen Kamille-Glycerin-Salbe zur Hautpflege; II hatte kein Vaselinoderm, nahm aber auch seltener Salbe. — Bei den 26jährigen *PZ 55* nahm die Schwester seit Jahren eine Salbe zur Hautpflege und bemerkte seit mehreren Sommern eine Vaselinoderm der Stirn; der Partner war frei. — Die 23jährige Schwester des *PZ 111* hatte seit Jahren ein Vaselinoderm an der Schläfe und an den Wangen, sie benutzt eine besondere Hautcreme; der Bruder hatte bisher nie ein Vaselinoderm.

Die *toxischen Exantheme* einschließlich der sog. fixen entwickeln sich bei innerlicher Zuführung der schädigenden Stoffe. Toxische Exantheme lagen vor bei EZ 40, 93, ZZ 42, 52 und PZ 42, 71 und 103.

Die 43jährige Schwester der *EZ 40* litt an einem vor allem am Stamm lokalisierten morbilliformen Exanthem nach Einnahme des phenacetinhaltigen Antineuralgicums Quadronal; II hatte nie Allergie beobachtet, hatte aber — soweit sie sich besann — auch noch nie Quadronal, wohl aber andere Antineuralgica eingenommen. — Von den 20jährigen *EZ 93* litt II an einer Cystitis, deretwegen sulfonamidhaltige Tabletten verordnet wurden, anschließend vor allem am Stamm kleinfleckiges, morbilliformes Exanthem, z. T. auch diffuse Rötung; II hätte noch nie Sulfonamide genommen. — Von den weiblichen 35jährigen *ZZ 42* litt I zeitweilig an einem urticariellen Exanthem nach Verwendung eines jodhaltigen Gallenblasenkontrastmittels; bei II nie Kontakt mit Jod, nie irgendwelche Überempfindlichkeit beobachtet. — Bei den *ZZ 52* litt I nach Einnahme von Spalt-Tabletten an einem akuten urticariellen Exanthem am Stamm, Armen, Handflächen, Oberschenkeln; II war erscheinungsfrei, hätte noch nie ein Exanthem gehabt. — Die 34jährige Schwester der *PZ 42* mußte 1960 wegen eines urticariellen Exanthems nach Einnahme eines Sulfonamids stationär aufgenommen werden; der Zwillingsbruder litt an einem fixen Arzneimittelexanthem der Stirn und Jochbogenfortsätze nach Einnahme von Antineuralgica. — Beim *PZ 71* litt die 20jährige Zwillingsschwester 1956 an einem Exanthem, das einem Erythema exsudativum multiforme ähnelte, nach Einnahme von antineuralgischen Dragees; der Bruder hätte angeblich noch nie Antineuralgica eingenommen, bisher noch keine Allergien. — Die 18jährige Zwillingsschwester der *PZ 103* litt 1960 an einem fixen Arzneimittelexanthem am rechten Handrücken nach Einnahme von Spalt-Tabletten; der Bruder hat noch keine schmerzstillenden Mittel eingenommen, bisher keine Überempfindlichkeit.

Bei den toxischen und fixen Exanthemen wäre es für vergleichende Untersuchungen ähnlich wie bei den Kontaktekzemen erforderlich, daß auch der Partner wie der Proband das auslösende Medikament eingenommen hätte. Dieses war bei allen sieben untersuchten Zwillingspaaren nicht der Fall. Bei den *PZ 42* hatte allerdings die Probandin ein generalisiertes Sulfonamid-Exanthem und der Partner ein fixes Arzneimittel-Exanthem nach Antineuralgica.

Eine weitere Allergodermie ist die *Urticaria* (Nesselsucht oder Nesselfieber):

Die Urticaria geht mit Quaddeln einher, unter denen man porzellanweiße, pralle, scharf umschriebene Erhebungen der Haut von etwa Linsen- bis Handtellergröße versteht. Quaddeln können plötzlich solitär oder auch generalisiert unter starkem Juckreiz aufschießen, um nach Stunden wieder zu verschwinden. Am häufigsten entsteht eine Urticaria bei Überempfindlichkeit gegen Nahrungs-, Genuß- und Arzneimittel. Oftmals spielen aber Magen-Darmstörungen, Wurmbefall, Fokalinfekte, Temperatureinflüsse und psychische Belastungen eine auslösende Rolle. Bei der sog. *Urticaria factitia,* dem urticariellen Dermographismus, entwickelt sich nach mechanischem Reiz anstatt einer strichförmigen Rötung — wie beim gewöhnlichen Dermographismus — eine weiße Quaddelleiste. Der *Strophulus* ist eine nur bei Kindern etwa bis zum 6. Lebensjahr auftretende Urticariaform.

Über Untersuchungen bei Zwillingen mit Urticaria liegen bisher folgende Angaben vor:

WEITZ (1924) führte 2 EZ mit Diskordanz und 1 EZ mit Konkordanz an, wobei der eine Partner eine Urticaria und der andere Partner einen Dermographismus hatte. VERSLUYS (1928) sah 2 EZ mit Konkordanz, wobei beide Partner eine Überempfindlichkeit gegen die gleichen Nahrungsmittel nämlich gegen Bananen bzw. Eier und Milch hatten. CURTIUS u. KORKHAUS (1930) berichteten über zwei 6jährige männliche EZ, die beide nach Mittelohrentzündung an einer Urticaria litten. SPAICH u. OSTERTAG (1936) beobachteten 8 EZ mit konkordantem, 4 EZ mit diskordantem, 1 ZZ mit konkordantem und 4 ZZ mit diskordantem Auftreten einer Urticaria, außerdem waren bei einem Drillingspaar alle drei Partner und bei einem weiteren Drillingspaar die beiden monocygoten Paarlinge konkordant befallen. Eine Urticaria factitia beobachteten v. DOMARUS (1917) und WEITZ (1924) bei je einem EZ konkordant. ZINGSHEIM (1940) und KOCHS (1941) führten je einen EZ mit konkordantem Auftreten einer Urticaria chronica infantum (Strophulus) an. MELSOM (1945) sah zwei EZ mit einer Urticaria konkordant.

Tabelle 16

Nach der Literatur	A E	EZ		ZZ		Insgesamt
		k	d	k	d	
v. DOMARUS (1917)	A	1	—	—	—	1
WEITZ (1924)	A	2	2	—	—	4
VERSLUYS (1928)	A	2	—	—	—	2
CURTIUS u. KORKHAUS (1930)	A	1	—	—	—	1
SPAICH u. OSTERTAG (1936)	A	10	4	1	4	19
ZINGSHEIM (1940)	E	1	—	—	—	1
KOCHS (1941)	E	1	—	—	—	1
MELSOM (1945)	A	2	—	—	—	2
Insgesamt		20	6	1	4	31

Unter dem *eigenen Krankengut* wurden 18 Zwillingspaare mit konkordantem bzw. diskordantem Auftreten einer Urticaria beobachtet.

Die weiblichen, 1 Jahr alten *EZ 1* waren beide stationär wegen einer Urticaria nach Ernährungsstörungen, klinisches Bild, Verlauf und Lokalisation waren ziemlich gleichartig; beide wurden diätetisch erscheinungsfrei. Die 8jährigen weiblichen *EZ 54* zeigten während der Zwillingsuntersuchung bereits beim Auskleiden und beim Berühren der Haut quaddelartige, juckende Hautstreifen. Nach Angaben der Mutter seit mehreren Wochen, bisher ohne Behandlung, anamnestisch war eine Klärung der Ursache nicht möglich.
Von den 28jährigen weiblichen *ZZ 28* hatte I bisher nie Urticaria, während II als 10jähriges Mädchen mehrere Wochen rezidivierende Nesselsucht und vor einem Jahr eine akute Gesichtsschwellung (Quinckesches Ödem) angeblich nach Paranüssen gehabt hatte. — Von den 48jährigen *ZZ 53* bekommt I seit 1953 nach Genuß von Erdbeeren eine Urticaria; II war 1956 stationär wegen Nesselfieber, 1957 wegen akuter, schnell abheilender Urticaria hier in ambulanter Behandlung. Die Ursache war nicht sicher geklärt. — Von den 16jährigen männlichen *ZZ 54* hatte I als Schulkind Urticaria nach Erdbeeren; II hatte nie Nesselsucht. — Bei den 23jährigen weiblichen *ZZ 55* litt I seit 1955 an einer Urticaria, vor allem nach Kälteeinwirkungen, 1956 Tonsillektomie, seitdem keine Nesselsucht mehr; II bisher keine Urticaria. — Unter den 22jährigen weiblichen *ZZ 56* hatte I eine seit Jahren rezidivierende Nesselsucht mit Kopfschmerzen, Erbrechen und Darmbeschwerden.

Bei der Untersuchung außer vermehrtem rotem Dermographismus erscheinungsfrei, war bis dahin ärztlich unbehandelt; bei II seit dem 14. Lebensjahr nach körperlichen Belastungen, Aufregungen, während der Menses, aber auch nach Einnahme von Spalt-Tabletten rezidivierende Urticaria; intracutane Hautproben nach Prick bei I und II negativ. — Die 23jährigen weiblichen *ZZ 67* litten beide seit Jahren an Urticaria factitia mit intensiv roten, quaddelartigen Hautstreifen bereits bei geringer Hautberührung während des Auskleidens, beide hatten zeitweilig Pyelitis und Adnexitis. — Bei den 43jährigen weiblichen *ZZ 99* hatte I nach der Geburt des zweiten Kindes oftmals Urticaria bei Genuß bestimmter Nahrungsmittel wie Fisch und Ei; II war frei.

Von den *PZ 40* war die Schwester erscheinungsfrei, während der Bruder seit Jahren an einer Urticaria unklarer Genese litt. — Von den 18jährigen *PZ 46* hatte der Bruder eine Urticaria factitia und II seit Februar 1959 eine rezidivierende Urticaria bei Gastritis, jetzt noch gelegentlich Rückfall nach Aufregung; intracutane Hautproben nach Prick bei I und II negativ. — Von den 21jährigen *PZ 68* hatte I nie Nesselsucht, während der Bruder eine Urticaria factitia am Stamm, vor allem bei vermehrtem Schwitzen nach körperlicher Belastung hatte. — Bei den 6jährigen *PZ 79* hatte das Mädchen eine Urticaria factitia nach mechanischem Reiz und seit Monaten Juckreiz; II war frei. — Von den 22jährigen *PZ 80* war der weibliche Partner erscheinungsfrei, während II sehr nervös war, nach Schwitzen Juckreiz bekam und mechanisch eine deutlich auslösbare Urticaria factitia hatte. — Bei den 22jährigen *PZ 90* war I frei; die Schwester hatte keine Quaddeln bei der jetzigen Untersuchung, aber deutlich auslösbare Urticaria factitia. — Der weibliche Partner der *PZ 95* hatte typische akute Urticaria nach Fischkonservengenuß; II blieb nach Fischgenuß erscheinungsfrei. — Von den 26jährigen *PZ 110* hatte I eine starke Urticaria factitia; während der Bruder frei war. — Der Schwester der 44jährigen *PZ 113* wurde 1958 die Gallenblase operativ entfernt, seitdem Juckreiz und Urticaria factitia; der Bruder war frei.

Die bisher untersuchten Zwillinge mit Urticaria lassen vor allem bei den so unterschiedlichen auslösenden Faktoren noch keine ausreichend klare Sicht bezüglich der erblichen Dispositionen gewinnen. Die bisherigen Angaben und die eigenen Untersuchungen sind in Tabelle 17 zusammengefaßt.

Tabelle 17

	EZ			ZZ			Ins-gesamt
	n	k	d	n	k	d	
Literatur	26	20	6	5	1	4	31
Eigene Fälle	2	2	—	16	4	12	18
Insgesamt	28	22	6	21	5	16	49
Quotient	100%	78,6%	21,4%	100%	23.8%	76,2%	

Unter dem Vorbehalt, daß sowohl bei den in der Literatur angegebenen Fällen als auch bei den eigenen Zwillingen sehr unterschiedliche auslösende Faktoren für die Urticaria vorliegen, ergaben die obigen Konkordanz- bzw. Diskordanz-Quotienten einen Hinweis auf eine erbliche Disposition. Während bei den zwei eigenen EZ mit konkordant auftretender Urticaria auch gleiche auslösende Faktoren vorlagen (Ernährungsstörungen bzw. mechanischer und thermischer Reiz), ist dies bei den vier eigenen konkordanten ZZ nur bei einem Paar der Fall, und zwar bei den ZZ 67 eine Urticaria factitia nach physikalischen Einwirkungen. Die bisherigen Ergebnisse der Untersuchungen von 49 Zwillingspaaren mit Urticaria kann man folgendermaßen zusammenfassen: Die Neigung der Haut auf unterschiedlichste Reize mit einer Quaddelbildung zu reagieren, unterliegt einer erblichen Disposition.

Neurodermitis

Bei der *Neurodermitis* (bekannteste Synonyma sind Prurigo Besnier, spätexsudatives Ekzematoid, endogenes Ekzem; vgl. BORELLI u. SCHNYDER; KORTING) beobachtet man hauptsächlich bei Erwachsenen bzw. älteren Jugendlichen in den für diese Krankheit typischen Phasen umschriebene Hautveränderungen charakterisiert durch Lichenifikation (vergröberte Hautfelderung) und bevorzugten, symmetrischen Sitz in Ellbeugen und Kniekehlen. Diffusere Veränderungen findet man vorzugsweise im Gesicht, am Nacken, am Hals und am Brust-Schultergürtel. Kennzeichnend ist der vorzeitig gealterte Ausdruck des Gesichts. Zusätzlich werden beobachtet Schuppung, Juckreiz, der sich zu heftigsten Juckreizkrisen steigern kann, Excoriationen, Pyodermisation und Ekzematisation. Oft ist die Haut von Neurodermitispatienten trocken und spröde (vgl. BLAICH u. NIERMANN), nicht selten besteht gleichzeitig eine Ichthyosis vulgaris. Andererseits kennt man eine seborrhoide Form.

Es besteht ein schubweiser Verlauf, der von Jahreszeit, Klima, psychischen Belastungen, Pubertät, vegetativer Tonuslage und besonderer Reizbarkeit der Haut gegenüber Wolle und Alkalien abhängig sein kann. In der Familie von Patienten mit Neurodermitis und bei den Patienten selbst findet man bekanntlich gehäuft vorkommend Bronchialasthma, Heuschnupfen und Milchschorf.

Obwohl die Neurodermitis häufig ist und man das Krankheitsbild bereits seit annähernd 70 Jahren kennt (BROCQ 1891), liegen in der Literatur bisher nur spärliche Angaben über Zwillingsuntersuchungen vor. Andererseits ist gerade die Neurodermitis ein erneutes Beispiel dafür, wie schwer es ist, Literaturangaben anderer Autoren zur Zusammenstellung von Zwillingsserien zu verwenden. Es ist durchaus möglich, daß oftmals unter allgemeineren Bezeichnungen, wie chronisches Ekzem oder Kinderekzem sich eine Neurodermitis verbirgt. Ohne genauere morphologische Beschreibung des Krankheitsbildes — vor allem bei rein tabellarischen Zusammenfassungen — ist es dem Nachleser nicht möglich, zu einer genaueren Diagnose zu kommen. Es soll auch nicht übersehen werden, daß die Neurodermitis manchmal diagnostische Schwierigkeiten bereiten kann.

MAYR berichtete über das konkordante Auftreten eines spätexsudativen Ekzematoids bei einem 21jährigen weiblichen eineiigen Zwillingspaar. KOCHS fand drei zweieiige Zwillingspaare, von denen zwei Paare Konkordanz und ein Paar Diskordanz bei atopischer Dermatitis hatten. ILLIG sah unter 47 Patienten mit Neurodermitis zwei 14jährige eineiige Zwillinge, die konkordant an Neurodermitis und gleichzeitig an Ichthyosis vulgaris litten. HÖCKER beobachtete ein eineiiges Zwillingspaar mit konkordantem Auftreten eines exsudativen Ekzematoids. SCHNYDER fand unter 6 Zwillingspaaren 2 EZ mit konkordantem sowie 2 EZ und 2 ZZ mit diskordantem Auftreten einer Neurodermitis.

Tabelle 18

Nach der Literatur	EZ		ZZ		Insgesamt
	k	d	k	d	
MAYR (1935)	1	—	—	—	1
KOCHS (1951)	—	—	2	1	3
ILLIG (1952)	1	—	—	—	1
HÖCKER (1953)	1	—	—	—	1
SCHNYDER (1960)	2	2	—	2	6
Insgesamt	5	2	2	3	12
Konkordanzquotient	71,4%	28,6%	40%	60%	

Diese kleine Zahl sagt über die Erblichkeit zunächst wenig aus, vor allem, wenn man berücksichtigt, daß zumindest die Fälle von MAYR und HÖCKER als nicht auslesefrei angesehen werden müssen. Andererseits lassen diese Befunde Erblichkeit in Erwägung ziehen.

Unter dem *eigenen Krankengut* wurde das Auftreten einer Neurodermitis bei 5 EZ (23, 24, 25, 26, 27), bei 1 ZZ (114) sowie bei 2 PZ (30, 53) konkordant und bei 9 ZZ (28, 29, 30, 31, 32, 33, 47, 48, 97) sowie bei einem PZ (76) diskordant beobachtet.

Die 4jährigen männlichen *EZ 23* hatten beide als Säuglinge Milchschorf, vor allem auf dem behaarten Kopf und seit dem 2. Lebensjahr eine Neurodermitis besonders in Ellbeugen und Kniekehlen; II z. Z. etwas ausgedehnter als I. Außerdem bestand bei beiden eine Ichthyosis vulgaris besonders am Stamm, Oberarmen und Oberschenkeln. — Die 6jährigen weiblichen *EZ 24* litten beide seit dem 2. Lebensjahr an einer trockenen, rauhen, spröden Haut (Ichthyosis vulgaris) am Stamm und den Streckseiten der Extremitäten und gleichzeitig an einem stark juckenden Ausschlag in Ellbeugen, Handgelenken und Kniekehlen (Neurodermitis). — Bei den 11jährigen männlichen *EZ 25* wiesen I und II seit dem Kleinkindesalter eine trockene spröde Haut (Ichthyosis vulgaris) und eine Neurodermitis, vor allem in den Gelenkbeugen auf, z. Z. bei beiden Ausdehnung auf Gesicht, Hals, Brust, Schultergürtel und Oberschenkeln. — Die 22jährigen weiblichen *EZ 26* zeigten seit dem 4. Lebensjahr rezidivierend eine Neurodermitis mit bevorzugtem Befall beider Ellbeugen, Unterarme und Handgelenke, zeitweilig aber auch der Kniekehlen. — Auch bei den 5jährigen weiblichen *EZ 27* hatten die Kinder seit Geburt Milchschorf, zunächst auf dem Kopf, der annähernd im 2. Lebensjahr in die typische Neurodermitis vor allem an Ellbeugen und Kniekehlen überging.

Die weiblichen 13jährigen *ZZ 114* hatten beide als Säuglinge Milchschorf, I hatte eine geringgradigere Neurodermitis als II, die gleichzeitig an Bronchialasthma litt, beide Zwillinge hatten zusätzlich eine Ichthyosis vulgaris, die aber bei I ausgeprägter war als bei II. — Bei den 3jährigen *PZ 30* litten beide in den ersten Lebensmonaten an Milchschorf und seit dem 2. Lebensjahr an Neurodermitis, vor allem in den Ellbeugen und Kniekehlen, bei der Schwester (II) an den Beinen intensiver und unter Mitbeteiligung des Nackens. — Auch bei den 13jährigen *PZ 53* bestand eine Neurodermitis bei beiden Partnern, während aber bei der

Schwester (I) eine nur geringe Rötung mit Lichenifikation und vermehrter Hautfelderung in beiden Ellbeugen vorlag, hatte II ausgedehntere Veränderungen an Ellbeugen, Oberschenkeln und Kniekehlen.

Bei den 28jährigen weiblichen ZZ *28* hatte I keine Neurodermitis; II seit Kleinkindesalter typische Neurodermitis, häufig mit generalisiertem Befall, mehrfach stationär behandelt, Verschlimmerung während der Schwangerschaft und bei besonderen psychischen Belastungen, außerdem seit dem 6. Lebensjahr Bronchialasthma. — Von den 33jährigen männlichen ZZ *29* litt I als Säugling an Milchschorf und später bis zum 22. Lebensjahr an Neurodermitis in Ellbeugen, Kniekehlen mit jahreszeitlich wechselndem Verlauf, starkem Juckreiz und Überempfindlichkeit

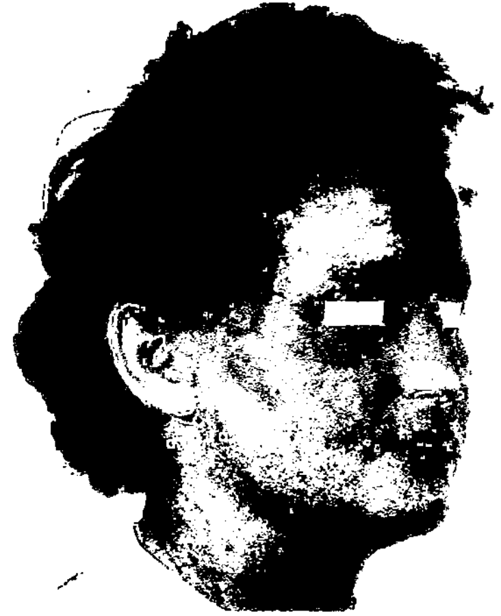
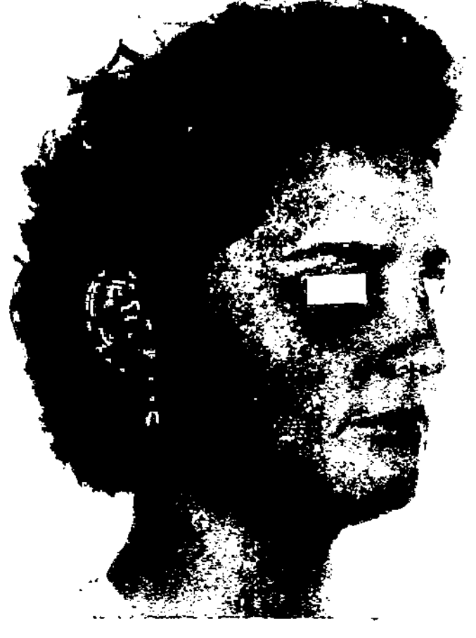

Abb. 3. Neurodermitis diskordant bei ZZ 28 : I (links) erscheinungsfrei; II (rechts) befallen mit dem für Neurodermitis charakteristischen vorzeitig gealterten, etwas mißmutigen Gesichtsausdruck, Lichenifikation, Exkoriationen und beginnendem lateralen Augenbrauenausfall

gegenüber Wolle; II kein Anhalt für Neurodermitis. — Die Erstgeborene der 24jährigen weiblichen ZZ *30* hatte bis zum 2. Lebensjahr Milchschorf und seit dem 18. Lebensjahr rezidivierend eine Neurodermitis, meist mit beträchtlicher Ausdehnung über Gesicht, Hals- Brust- Schultergürtel sowie Ellbeugen; II keine Neurodermitis. — Von den männlichen 22jährigen ZZ *31* wies I Milchschorf und später bis zum 7. Lebensjahr Neurodermitis auf, dann Bronchialasthma und seit 2 Jahren erneut Neurodermitis, Verschlimmerung bei Aufregungen und vermehrtem Schwitzen; II kein Anhalt für Neurodermitis. — Bei den 22jährigen weiblichen ZZ *32* hatte I keine Neurodermitis; II als Säugling Milchschorf bis zum 3. Lebensjahr, seit dem 14. Lebensjahr Neurodermitis mit besonderer Verschlimmerung in Frühjahr und Herbst. — Der Erstgeborene der männlichen 20jährigen ZZ *33* hatte keine Neurodermitis; II als Säugling Milchschorf und seit dem 17. Lebensjahr Neurodermitis, außerdem seit Geburt Ichthyosis vulgaris. — Bei den 22jährigen männlichen ZZ *47* bestand bei I seit annähernd 6 Jahren rezidivierend eine Neurodermitis, vor allem an den Armen, speziell in Ellbeugen und in beiden Kniekehlen, zeitweilig auch im Gesicht; II keine Neurodermitis. — Die Erstgeborene der 20jährigen weiblichen ZZ *48* litt seit Jahren an Heuschnupfen und seit dem 10. Lebensjahr an Neurodermitis, vor allem an den Armen, Wollpullover rufen starken Juckreiz der Haut hervor, Besserung von Neurodermitis und Heuschnupfen bei

Aufenthalt auf Nordseeinseln; II frei. — Von den 3jährigen weiblichen *ZZ 97* hatte I als Säugling Milchschorf und seitdem Neurodermitis im Gesicht, an Armen und Kniekehlen, starker Juckreiz; II war frei. — Von den 7jährigen *PZ 76* wies die Schwester (II) seit dem 2. Lebensjahr eine Neurodermitis auf mit sehr wechselndem Verlauf, wesentliche Besserung bei Nordseeaufenthalt, bei der Untersuchung nur geringer Befall beider Ellbeugen, Handgelenke und Kniekehlen; I: frei.

Eine tabellarische Zusammenstellung ergab folgendes:

Tabelle 19

| | EZ | | ZZ | | Insgesamt |
	k	d	k	d	
Literatur	5	2	2	3	12
Eigene Fälle	5	—	3	10	18
Insgesamt	10	2	5	13	30
Konkordanzquotient	83,3%	16,7%	27,8%	72,2%	

Die bisherige Zahl untersuchter Zwillingspaare wies bei einem Konkordanzquotienten von 83,3% : 27,8% in hohem Maße auf erbliche Faktoren bei der Neurodermitis hin. Bei den EZ bestand bezüglich Lokalisation und Verlauf der Krankheit auch eine größere Übereinstimmung als bei den ZZ. Von besonderem Interesse war, daß bei den EZ 23, 24, 25 und den ZZ 114 gleichzeitig zur Neurodermitis auch das konkordante Bestehen einer *Ichthyosis vulgaris* festgestellt werden konnte. Von den übrigen zehn diskordant an Neurodermitis erkrankten Zwillingspaaren bestand bei dem befallenen Probanden der *ZZ 33* gleichzeitig zur Neurodermitis ebenfalls eine Ichthyosis vulgaris. Es hatten somit von 26 mit Neurodermitis befallenen Zwillingen 9 gleichzeitig eine Ichthyosis vulgaris. Auf das gemeinsame Vorkommen von Neurodermitis mit Ichthyosis vulgaris wiesen bisher vor allem MARCHIONINI wie KOCHS hin.

9. Dermatomykosen

Man versteht darunter Hautkrankheiten durch niedere Pilze.

Voraussetzung für die Diagnose einer Dermatomykose ist zunächst das klinische Bild, aber auch der Pilznachweis im Nativpräparat und auf besonderen Kulturen. Prinzipiell gibt es keine Dermatomykose, bei der Pilze nicht nachweisbar wären, es ist dies aber oft durch Vorbehandlung erschwert. Eine mehrfache, dann erforderliche Wiederholung der Pilzuntersuchung war bei den eigenen Zwillingen aus verständlichen, bereits erläuterten Gründen nicht immer möglich. Großteils mußte daher die Diagnose klinisch gestellt werden. Bei klinisch nicht ganz eindeutigen Fällen wurde der Pilznachweis mit mikroskopischer und kultureller Untersuchung hinzugezogen.

Angaben über Untersuchungen von Zwillingen mit Epidermophytien liegen bisher nicht vor. Unter dem *eigenen Zwillingsgut* hatten 105 Probanden eine *Epidermophytia pedum* mit squamös-hyperkeratotischen bzw. erosiv-intertriginösen Formen, vor allem zwischen den Zehen. Von 15 EZ litten 14 Paare konkordant an einer Fußpilzflechte. Nur bei dem EZ-Paar 62 bestand Diskordanz, I hatte eine ekzematisierte Epidermophytie an beiden Füßen, II war erscheinungsfrei. Von 43 ZZ waren 18 Paare konkordant und von 47 PZ 23 Paare konkordant mit einer Epidermophytia pedum behaftet. Die Konkordanz war hier längst nicht so ausgeprägt wie bei den EZ, d. h. z. B., daß bei den ZZ 87 I eine nur geringe Schuppung im vierten Zehenzwischenraum hatte, während II eine ekzematisierte Epidermophytie in sämtlichen Zehenfalten mit Übergang auf Fußsohle und Fußrücken aufwies.

Tabellarisch ergibt sich folgendes Bild:

Tabelle 20

	EZ			ZZ + PZ	
n	k	d	n	k	d
15	14	1	90	41	49
100%	93,3%	6.7%	100%	45.6%	54,4%

Die Gegenüberstellung der Konkordanzquotienten von EZ: ZZ mit 93,3% : 45,6% weist nun tatsächlich auf einen nicht unwesentlichen Einfluß erblich-konstitutioneller Faktoren für das Vorkommen von Epidermophytien hin.

Onychomykosen wurden konkordant bei 3 EZ (47, 52, 65) und bei 2 PZ (31, 87) und diskordant bei 1 ZZ (132) und 5 PZ (58, 69, 81, 110, 116) gesehen. Alle Befallenen hatten gleichzeitig eine Epidermophytia pedum, nur bei dem PZ 81 lag bezüglich der Onychomykose Diskordanz und bezüglich der Epidermophytie Konkordanz vor, sonst bestand bezüglich Konkordanz und Diskordanz gleiches Verhältnis.

Während die Anzahl von 105 auf Epidermophytien untersuchten Zwillingspaaren für erbbiologische Überlegungen gut verwertet werden kann, ist das Vorkommen sonstiger Dermatomykosen unter dem eigenen Patientengut klein. So wurde eine *Epidermophytia inguinalis* (Ekcema marginatum) bei den männlichen 27jährigen *ZZ 69* konkordant und bei den 38jährigen *ZZ 119* diskordant beobachtet. Bei den 20jährigen *PZ 102* hatte der männliche Partner eine E. inguinalis. Die PZ können bei dieser Mykose für Vergleichsuntersuchungen nur schlecht herangezogen werden, da sie bei Frauen selten ist und dann zwar durch den gleichen Pilz bedingt an anderen Körperstellen wie Achsel, Gesäß und an der Brust auftritt. Bei den *PZ 102* hatte die Schwester klinisch auf jeden Fall keine durch das Epidermophyton inguinale bedingte Epidermophytie. Konkordantes Auftreten einer *Trichophytie* sah SIEMENS (1924) bei einem EZ. Unter dem *eigenen Krankengut* wurde diese Hautkrankheit bei den EZ 54 und

55 und bei den ZZ 106 konkordant, bei den ZZ 101 und 128 und den PZ 101 diskordant beobachtet.

Bei den *EZ 54* handelt es sich um 8jährige Mädchen und bei den *EZ 55* um elfjährige Knaben, die jeweils auf dem elterlichen Bauernhof durch Kontakt mit an Rinderflechte erkranktem Vieh eine Trichophytia superficialis erwarben. Die 3jährigen männlichen *ZZ 106* waren Kinder eines Landwirtes, die durch Kontakt mit älteren Geschwistern an einer oberflächlichen Trichophytie erkrankten. — Bei den 24jährigen weiblichen *ZZ 101* war die Probandin an Trichophytia superficialis erkrankt, sie kam mit erkranktem Vieh in Berührung. Die nicht befallene Schwester wohnte in der Stadt und hatte keinerlei Kontakt mit Vieh. Mehrere Kinder der 36jährigen *ZZ 128* hatten sich beim Spielen auf einem Bauernhof mit einer Rinderflechte infiziert und diese auf die Mutter übertragen; I wohnte in einer Großstadt, kein Kontakt mit Vieh, keine Trichophytie. — Von den *PZ 101* litt die Schwester an einer tiefen Trichophytie, die sie sich beim Spielen mit Freundinnen auf einem benachbarten Bauernhof zugezogen hatte, der Bruder spielte nur selten auf diesem Hof.

Die Erreger der Trichophytie waren die Trichophytonpilze, die hauptsächlich vom Tier auf den Menschen übertragen werden, es sind daher Infektionen in der Landwirtschaft am häufigsten. Es handelt sich zunächst um eine in besonderem Maße von Umweltfaktoren abhängige Krankheit. Erst die Beobachtung von Lokalisation, Verlauf, Therapieerfolg u. dgl. im Vergleich zwischen EZ und ZZ — bei wesentlich größerem Krankengut — wird außer den sicher im Vordergrund stehenden Umweltbedingungen auch konstitutionelle Faktoren herausarbeiten lassen.

SCHOKKING beobachtete einen *Favus* bei ZZ diskordant. Unter dem *eigenen Krankengut* trat Favus bei den *PZ 65* ebenfalls diskordant auf. Die Schwester war erkrankt, sie hatte sich in einem Kinderheim angesteckt, der Bruder war nicht in diesem Heim gewesen, sondern zu Hause verblieben und hatte keinen Favus.

Als *Saprophytien* zählt man zu den Dermatomykosen die Pityriasis versicolor, das Erythrasma und die Trichomycosis palmellina. — Über konkordantes Auftreten einer *Pityriasis versicolor* berichteten CURTIUS u. KORKHAUS bei einem EZ und FAURA bei zwei EZ. Ein *Erythrasma* sahen CURTIUS u. Mitarb. bei einem EZ konkordant. Unter den *eigenen Zwillingen* waren die ZZ 9, 37, 98 diskordant von Pityriasis versicolor befallen. Die EZ 53, 64, ZZ 87, PZ 32 und PZ 118 litten diskordant an einem Erythrasma. Für das Erythrasma gilt das gleiche wie bereits oben für die Epidermophytia inguinalis Gesagte, es ist bei Frauen und bei Männern anders lokalisiert. Eine *Trichomycosis palmellina* lag bei den EZ 62 und 90 konkordant und sonst bei EZ 53, ZZ 71, PZ 77, 104 und 118 diskordant vor.

Faßte man das Auftreten von Dermatomykosen bei den eigenen Zwillingen mit den wenigen Literaturangaben zusammen, so ergab sich die in Tabelle 21 dargestellte Übersicht.

Tabelle 21

| | EZ | | | ZZ | | | Ins-gesamt |
	n	k	d	n	k	d	
Epidermophytia pedum	15	14	1	90	41	49	105
Epidermophytia inguinalis	—	—	—	3	1	2	3
Trichophytie	3	3	––	4	1	3	7
Favus	—	—	––	3	––	3	3
Saprophytien	9	6	3	10	—	10	19
Insgesamt	27	23	4	110	43	67	137

Wenn man die bereits besprochene Epidermophytia pedum auch unbeachtet läßt, so kann für die weiteren Dermatomykosen — bei allerdings kleiner Fallzahl — eine erbliche konstitutionelle Disposition angenommen werden.

10. Hauttuberkulose

Unter *Hauttuberkulose* sind sämtliche durch den Kochschen Bacillus (Mycobacterium tuberculosis) hervorgerufene Hautveränderungen zu verstehen.

Nach klinisch-pathogenetischen Standpunkten unterscheidet man folgende zehn Hauptformen: Primärkomplex der Haut. Als örtlich fortschreitende Form: Tuberculosis miliaris ulcerosa cutis et mucosae, T. cutis luposa (Lupus vulgaris) T. verrucosa cutis, T. colliquativa cutis (Scrofuloderm). Als exanthematische Formen: T. cutis miliaris acuta generalisata, Lichen scrofulosorum, papulo-nekrotisches Tuberkulid. Erythema induratum Bazin und Lupus miliaris disseminatus faciei.

v. VERSCHUER stellte bekanntlich 1955 nach Auswertung von Untersuchungen bei insgesamt 617 Zwillingspaaren (DIEHL u. v. VERSCHUER; UEHLINGER u. KÜNSCH; KALLMANN u. REISSNER; VACCAREZZA u. DUTREY) fest, daß die erbliche Veranlagung das Verhalten des Menschen der Tuberkulose gegenüber wesentlich beeinflußt. Es mußte interessieren, ob auch die Lokalisation der Tuberkulose — speziell an der Haut — vom Erbgut mitbestimmt wird.

Über fünf Zwillingspaare mit Auftreten von *Lupus vulgaris* wurde bisher berichtet. Zwei eineiige konkordante Fälle sind Einzelbeschreibungen (BASTIANELLI, TERHAAG). v. VERSCHUER führte je ein ZZ-Paar mit diskordantem bzw. konkordantem Auftreten von Lupus vulgaris an. CURTIUS u. KORKHAUS beobachteten ein ZZ mit Diskordanz. SEZARY u. RABUT sahen ein konkordant aufgetretenes *Erythema induratum Bazin* bei einem EZ-Paar. Mehrere Autoren berichteten über das Auftreten eines *Erythema nodosum tuberculosum*. Konkordanz lag bei eineiigen Drillingen (KOCH), bei zwei EZ-Paaren (STOPPELAAR; UEHLINGER u. KÜNSCH) vor, bei den übrigen zweieiigen Paaren (DAHLBERG; DIEHL u. v. VERSCHUER; STAMM) bestand Diskordanz. Konkordantes Auftreten papulonekrotischer Tuberkulide (?) bei einem Paar eineiiger Zwillinge wurde von SCHÄFER beschrieben.

DIEHL u. v. VERSCHUER sahen eine *Halslymphknotentuberkulose* bei zwei EZ (E 309; E 403) konkordant, bei zwei EZ diskordant (E 326; E 497) und bei zwei ZZ diskordant (ZZ 190; ZZ 208). Bei diesen Fällen erschien die tuberkulöse Genese der Halslymphknotenerkrankung durch Krankheitsverlauf, Probeexcision oder klinisches Bild ziemlich gesichert. SCHREMPF führte ein EZ mit Diskordanz an.

In der Tabelle 22 sind die bisherigen, in der Literatur angegebenen Untersuchungen von 20 Zwillings- bzw. Drillingspaaren getrennt nach auslesefreien Serien (A) oder Einzelkasuistik (E) aufgeführt.

Tabelle 22

Nach der Literatur	Diagnose	A/E	EZ		ZZ	
			k	d	k	d
CURTIUS u. KORKHAUS (1930)	Lupus vulgaris	A	—	—	—	1
DIEHL u. v. VERSCHUER (1933/36, 1956)		A	—	—	1	1
DAHLBERG (1926)	Erythema	A	—	—	—	1
DIEHL u. v. VERSCHUER (1933/36, 1956)	nodosum tuberculosum	A	—	—	—	1
UEHLINGER u. KÜNSCH (1938)		A	1	—	—	—
DIEHL u. v. VERSCHUER (1933/36, 1956)	Halslymph- knoten-Tbc.	A	2	2	—	2
SCHREMPF (1934)		A	—	1	—	—
BASTIANELLI (1938)	Lupus	E	1	—	—	—
TERHAAG (1946)	vulgaris	E	1	—	—	—
SEZARY u. RABUT (1943)	E. induratum	E	1	—	—	—
SCHÄFER (1930)	papulonekr. Tuberkulide	E	1	—	—	—
STAMM (1930)	Erythema	E	—	—	—	1
KOCH (1934)	nodosum	E	1	—	—	—
STOPPELAAR (1942)	tuberculosum	E	1	—	—	—
Insgesamt			9	3	1	7
Konkordanzquotient			75%	25%	12,5%	87,5%

Bei den Einzelbeobachtungen überwiegen die EZ mit konkordantem Auftreten bestimmter Formen von Hauttuberkulose. Bei Zwillingsprobanden, die auslesefrei ermittelt wurden, ist der Unterschied zwischen Konkordanz und Diskordanz bei EZ nicht mehr so groß. Der Konkordanzquotient bei den bisherigen Untersuchungen von 20 Zwillingspaaren mit 75% : 12,5% stützt die Annahme, daß auch für die Hauttuberkulose eine besondere erbliche Disposition besteht. Bei dem *eigenen Krankengut* wurden 40 Zwillingspaare untersucht, von denen entweder ein oder beide Zwillinge an einer Hauttuberkulose erkrankt waren. Ein *Lupus vulgaris* lag bei 21 Probanden vor, und zwar bei 8 EZ und 13 ZZ stets diskordant:

Bei den männlichen 12jährigen *EZ 13* litt I seit 8 Jahren an einem Lupus vulgaris an der Nasenspitze und unterhalb des linken Auges sowie an einer Lymphknotentuberkulose an der linken Halsseite. Infektion durch die tuberkulös erkrankte

Großmutter; II hatte ebenfalls Kontakt mit dieser Großmutter, war aber erscheinungsfrei. — Von den 33jährigen weiblichen *EZ 14* hatte I seit 9 Jahren einen Lupus unterhalb des Kinns, 1947 Halslymphknotenerkrankung; II Lungentuberkulose seit 1951, aber kein Anhalt für Hauttuberkulose. — Bei der Erstgeborenen der weiblichen 53jährigen *EZ 15* trat 1909 erstmalig ein Lupus vulgaris am rechten Unterarm auf, seit 1940 erscheinungsfrei; II kein Anhalt für Hauttuberkulose. — Bei den 27jährigen männlichen *EZ 16* war bei I kein Anhalt für Hauttuberkulose; II seit 1941 Lupus vulgaris am linken Oberarm, entfernt mit der Diaschlinge, Haut jetzt reizlos. — Von den männlichen 47jährigen *EZ 17* hatte I keine Hauttuberkulose, wohl aber eine Lungentuberkulose; II Lupus vulgaris 1934 hinter dem linken

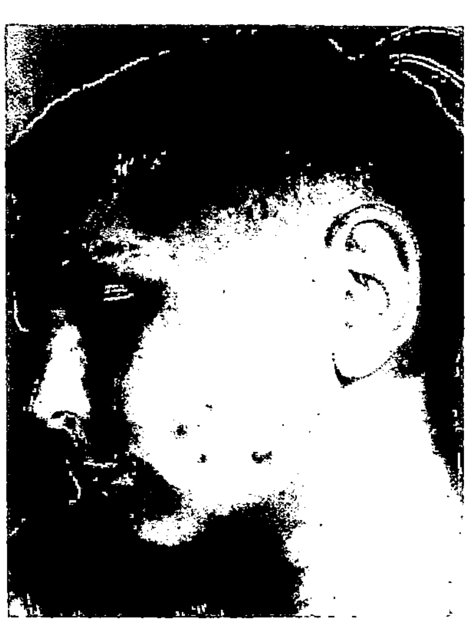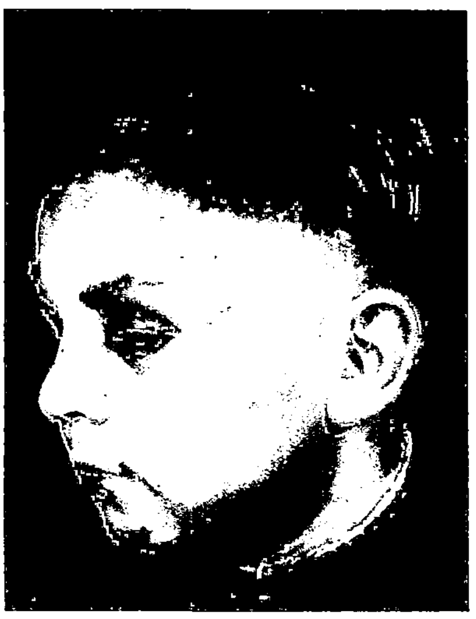

Abb. 4. Lupus vulgaris diskordant bei EZ 57: I (links) erscheinungsfrei, II mit Lupus vulgaris an der linken Wange bei drei bis linsengroßen Infiltraten

Ohr, linke Halsseite Lymphknotenschwellung. — Von den 32jährigen weiblichen *EZ 18* hatte I 1938 Halslymphknotentuberkulose mit Fistel und später Lupus, seit 1941 erscheinungsfrei; II kein Anhalt für Hauttuberkulose. — Bei den 33jährigen *EZ 19* wies I seit 1922 einen Lupus an der linken Wange auf, 1931 operativ entfernt, seitdem erscheinungsfrei; II kein Anhalt für Hauttuberkulose. — Von den männlichen 7jährigen *EZ 57* hatte II seit 2 Jahren an der linken Wange drei linsengroße Lupusinfiltrate, 1956/57 stationär in der Fachklinik Haus Hornheide, Lunge o. B.; I kein Anhalt für Hauttuberkulose.

Beim Erstgeborenen der 13jährigen männlichen *ZZ 15* bestand kein Anhalt für Hauttuberkulose; II hatte seit 1947 Lupus vulgaris in beiden Leistenbeugen, die Diagnose war histologisch gesichert, nach Behandlung seit 1954 erscheinungsfrei. Von den 39jährigen männlichen *ZZ 16* beobachtete I seit 1916 einen Lupus an der linken Wange, seit 1955 erscheinungsfrei, 1956 an Lungentuberkulose verstorben; II kein Anhalt für Hauttuberkulose. Der Erstgeborene der 40jährigen männlichen *ZZ 17* hatte seit 1925 Lupus vulgaris am Kinn, 1942 auch an linker Wange und rechter Halsseite, seit 1950 nach Behandlung erscheinungsfrei; II kein Anhalt für Hauttuberkulose. — Bei den 62jährigen weiblichen *ZZ 18* trat bei I 1900 erstmalig ein Lupus an rechter Wange und rechter Halsseite auf, 1955 noch kleines Infiltrat linke Halsseite; II erscheinungsfrei. — Von den männlichen 50jährigen *ZZ 19* bemerkte I seit 1910 einen Lupus am linken Ober- und Unterarm, seit 1952 erscheinungsfrei; II kein Anhalt für Hauttuberkulose. — Die Erstgeborene der 25jährigen weiblichen *ZZ 20* hatte keine Hauttuberkulose; II seit 1940 Lupus vulgaris an beiden Wangen, seit 1950 erscheinungsfrei. — Die Schwester (I) der 50jährigen *PZ 18* hatte keine Hauttuberkulose; II seit 1920 Lupus vulgaris an rechter Gesäßseite, seit 1948 erscheinungsfrei. — Von den 22jährigen *PZ 19* litt I seit 1937 an einem Lupus am rechten Oberarm, seit 1945 erscheinungsfrei; der Bruder (II) hatte keine Hauttuberkulose. — Die Schwester (I) der 50jährigen *PZ 20* wies seit 1919 einen Schleimhautlupus der Nase auf, seit 1954 erscheinungsfrei; II kein Anhalt für Tuberkulose der Haut oder Schleimhaut. — Von den 53jährigen *PZ 21* hatte die Schwester (I) einen Lupus miliaris faciei seit 1939, Diagnose histologisch gesichert; II kein Anhalt für Hauttuberkulose. — Der Bruder (I) der 46jährigen *PZ 22* beobachtete seit 1936 einen Lupus vulgaris unterhalb der Lippe, seit 1943 erscheinungsfrei; II kein Anhalt für Hauttuberkulose. — Bei den 37jährigen *PZ 23* bestand beim Bruder (I) seit 1924 ein Lupus an der linken Wange, seit 1936 erscheinungsfrei; II kein Anhalt für Hauttuberkulose. — Die Schwester (I) der 28jährigen *PZ 24* hatte seit 1937 einen Lupus vulgaris unterhalb des Kinns; II kein Anhalt für Hauttuberkulose.

Ein *Erythema induratum Bazin* wurde bei einem EZ (59), zwei ZZ (21, 22) und zwei PZ (26, 89) diskordant gefunden:

Von den 21jährigen weiblichen *EZ 59* war I wegen eines Erythema induratum beider Unterschenkel 1956/57 stationär in der Fachklinik Haus Hornheide, Gewebekultur und Tierversuch waren positiv, 1949 und 1960 stationär wegen Lungentuberkulose, Lungenaufnahme am 1. 10. 56 zeigte ältere inaktive cirrhotische, teilweise calcifizierte doppelseitige Spitzentuberkulose und verkalkten Primärkomplex; II nie Tuberkulose gehabt. — Bei den 17jährigen *ZZ 21* hatte I seit 1953 ein Erythema induratum, seit 1954 erscheinungsfrei; II kein Anhalt für Hauttuberkulose. — Von den 25jährigen weiblichen *ZZ 22* war I erscheinungsfrei; II 1948 erstmalig Erythema induratum, seit 1952 erscheinungsfrei. — Die Schwester (I) des *PZ 26* hatte 1951/52 ein Erythema induratum; der Bruder war erscheinungsfrei. — Bei den *PZ 89* war die Schwester (II) 1956/57 stationär in der Fachklinik Haus Hornheide wegen eines Erythema induratum, Lunge o. B.; bei dem Bruder kein Anhalt für Hauttuberkulose.

Ein *Erythema nodosum tuberculosum* trat 1945 bei II der 19jährigen weiblichen *EZ 20* auf, seit 1947 erscheinungsfrei; I kein Anhalt für Hauttuberkulose. Von den *EZ 95* (geb. 5. 12. 19) hatte II 1938/39 ein Erythema nodosum tuberculosum an beiden Unterschenkeln; I war erscheinungsfrei, hatte aber wie II Narben an der rechten Halsseite nach Tuberculosis cutis colliquativa. — Bei dem männlichen Partner der 25jährigen *PZ 27* trat 1954 eine *Tuberculosis cutis verrucosa* am linken Handrücken auf nach Verletzung im Beruf als Fleischergeselle, seit 1957 erscheinungsfrei; die Schwester II hatte nie eine Hauttuberkulose.

Eine Halslymphknotentuberkulose bzw. *Tuberculosis cutis colliquativa* bestand bei 2 EZ konkordant, bei 1 EZ diskordant, bei 1 ZZ konkordant und bei 7 ZZ diskordant.

Die 9jährigen männlichen *EZ 21* litten 1952 beide an einer fistelnden Halslymphknotentuberkulose, die bei I seit 1954 und bei II seit 1956 erscheinungsfrei ist. — Bei den jetzt 41jährigen *EZ 95* hatten beide an der rechten Halsseite mehrere bis 5 cm lange reizlose Narben, die z. T. nach operativer Behandlung, z. T. nach Fisteln bei Tuberculosis cutis colliquativa im 5. Lebensjahr aufgetreten waren. — Von den 12jährigen weiblichen *EZ 22* hatte I keine Halslymphknotentuberkulose, auch kein Anhalt für unspezifische Halslymphknotenschwellungen; II seit 1951 an der rechten Schlüsselbeingrube pflaumengroße, weiche infiltrierte Lymphknotenschwellung, seit 1956 erscheinungsfrei. — Bei den 19jährigen *PZ 27* wiesen Bruder und Schwester seit 1947 eine zeitweilig sogar fistelnde Lymphknotentuberkulose beider Halsseiten auf, der Bruder (I) ist seit 1953, die Schwester seit 1947 erscheinungsfrei. — Von den weiblichen 13jährigen *ZZ 23* war bei I kein Anhalt für Haut- bzw. Lymphknotentuberkulose; II seit 1954 fistelnde Lymphknotentuberkulose der linken Halsseite, kulturell Tuberkelbazillen nachgewiesen, seit 1955 erscheinungsfrei. — Bei den 28jährigen männlichen *ZZ 24* war I erscheinungsfrei; bei II 1950 weiche, zeitweilig fistelnde Halslymphknotenschwellungen, gleichzeitig Spondylitis tuberculosa der LWS, seit 1956 erscheinungsfrei. — Bei den 35jährigen *ZZ 25* bestand bei I seit 1934 eine zeitweilig fistelnde Lymphknotentuberkulose am linken Unterkieferwinkel, seit 1940 erscheinungsfrei; bei II kein Anhalt für Tuberkulose. — Von den weiblichen *ZZ 26* (21jährig) hatte I keine Tuberkulose; bei II 1950 fistelnde beiderseitige Halslymphknotentuberkulose, seit 1955 erscheinungsfrei, 1959 stationär im Josefs-Hospital, Bochum, wegen Lungentuberkulose. — Der Erstgeborene der 57jährigen *ZZ 27* bemerkte 1939 erstmalig eine Lymphknotenschwellung an der linken Halsseite, seit 1953 erscheinungsfrei; II kein Anhalt für Tuberkulose. — Bei den 13jährigen männlichen *ZZ 105* hatte II seit 1950 eine Schwellung der Lymphknoten, vor allem an der rechten Halsseite, mehrfach punktiert und incidiert, erst unter Tuberkulostatica Abheilung, tuberkulöse Genese 1950 histologisch und kulturell gesichert, Sept. 1959 nach Narben an rechter Halsseite mit zentraler Fistel und darunterliegendem Lymphknotenpaket, 1960 stationär Haus Hornheide, jetzt erscheinungsfrei; der Bruder (I) ist wie II auf dem elterlichen Bauernhof großgeworden, hatte aber nie eine Tuberkulose. — Der Bruder (I) der *PZ 28* hatte seit 1951 eine zeitweilig fistelnde Lymphknotentuberkulose unterhalb des linken Ohres, seit 1956 erscheinungsfrei; II kein Anhalt für Hauttuberkulose.

Eine tabellarische Zusammenfassung der *eigenen Untersuchungen* und der Literaturangaben ergibt sich aus Tabelle 23.

Tabelle 23

	EZ		ZZ		Insgesamt
	k	d	k	d	
Lupus vulgaris	—	8	—	13	21
E. induratum	—	1	—	4	5
E. nodosum tbc.	—	2	—	—	2
Tbc. cut. verrucosa	—	—	—	1	1
Lymphknotentbc.	2	1	1	7	11
Eigene Fälle	2	12	1	25	40
Konkordanzquotient	14,3%	85,7%	3,8%	96,2%	
Insgesamt	11	15	2	32	60
Konkordanzquotient	42,3%	57,7%	5.9%	94,1%	

Der Konkordanzquotient der eigenen auslesefreien Serie mit 14,3% : 3,8% steht im Gegensatz zu dem Quotienten der bisherigen Zwillingsuntersuchungen. Während somit die Angaben über Untersuchungen von

Zwillingen mit Hauttuberkulose bisher auf eine erbliche Disposition für die Lokalisation der Tuberkulose an der Haut oder an den hautnahen Lymphknoten hinwiesen, gibt die eigene Zwillingsserie dafür zunächst keinen ausreichenden Anhalt.

Die Diskrepanz der eigenen Ergebnisse zu denen der bisherigen Zwillingsuntersuchungen läßt sich z. T. durch den Fehler der einseitigen Auslese bei den früheren Fällen erklären. Andererseits weist die Zusammenfassung der eigenen Untersuchungen mit denen der Literatur bei einem Konkordanzquotienten von 42,3% : 5,9% doch auf Erblichkeit hin. Es besteht auch kein Widerspruch zu der vor allem von v. VERSCHUER geäußerten Auffassung, daß die Tuberkulose beim Menschen erblichen Einflüssen unterliegt. DIEHL u. v. VERSCHUER bemerkten bereits, daß bei den Frühformen der Tuberkulose, zu denen auch die Hauttuberkulose zählt, ein konkordanter Krankheitsverlauf nicht immer zu beobachten ist. Bei der Spättuberkulose macht sich der Einfluß der erblichen Faktoren stärker bemerkbar (s. auch MITSCHRICH). Auch bei den eigenen Patienten trat die Hauttuberkulose überwiegend im jugendlichen Alter auf, das Durchschnittsalter bei Krankheitsbeginn betrug nicht ganz 15 Jahre.

Wenn man weiterhin das Vorliegen sonstiger Tuberkuloseformen beachtet, wie z. B. Knochen- oder Nierentuberkulose, so fiel bei den eineiigen Zwillingen ein mehr konkordantes Verhalten auf. Eine weitere Stütze für Konkordanz ergaben die bei einem Teil der Patienten gleichzeitig durchgeführten Lungenaufnahmen, die von der Freiluftabteilung (Priv.-Doz. Dr. HEINE) der hiesigen Medizinischen Universitätsklinik freundlicherweise vorgenommen wurden.

Zusammenfassend läßt sich sagen, daß sich nach auslesefreier Untersuchung von 40 eigenen Zwillingspaaren keine besondere erbliche Disposition für die Lokalisation der Tuberkulose an der Haut nachweisen ließ. Bei Berücksichtigung sonstiger Organtuberkulosen und der bisherigen Untersuchungen von Zwillingen mit Hauttuberkulose ergab sich aber für den Verlauf der Gesamttuberkulose im Sinne von DIEHL u. v. VERSCHUER ein überwiegend konkordantes Verhalten bei den eineiigen und Diskordanz bei den zweieiigen Zwillingen.

11. Pyodermien

Pyodermien sind durch die sog. banalen Eitererreger (Staphylo- und Streptokokken) hervorgerufene Hautkrankheiten.

Man unterscheidet Staphylodermien und Streptodermien. Eine weitere Einteilung richtet sich nach dem Sitz der Krankheit in der Epidermis, Epidermis und Cutis, Cutis und Subcutis bzw. nach einer follikulären, poralen oder diffusen Anordnung.

Über Untersuchungen von Zwillingen mit Pyodermien liegen bisher nur wenige Angaben vor. So sah SIEMENS (1929) bei 4 EZ Diskordanz,

v. VERSCHUER (1930) bei 1 EZ und CURTIUS u. KORKHAUS (1930) bei 3 EZ Konkordanz einer Impetigo contagiosa. SCHOKKING (1930) beobachtete unter seinem Zwillingsgut 2 EZ und 3 ZZ mit konkordantem und 1 EZ und 1 ZZ mit diskordantem Auftreten einer Impetigo contagiosa. Der Konkordanzquotient beträgt bei dieser kleinen Zahl von 15 Paaren 54,5% : 75%.

Unter dem *eigenen Krankengut* wurden *Staphylodermien*, wie Impetigo Bockhart, Furunkel, Achseldrüsenabsceß und Folliculitis barbae beobachtet: Die follikulär-epidermal angeordnete Impetigo Bockhart wurde bei 3 EZ (53, 54, 60), den ZZ 50 und den PZ 52 konkordant und bei 4 ZZ (14, 37, 47, 109) und 3 PZ (17, 35, 56) diskordant festgestellt. Epidermo-cutane Furunkel lagen bei 3 EZ (29, 48, 66) und bei 3 ZZ (22, 40, 43) konkordant und bei den EZ 51, bei 3 ZZ (17, 35, 65) und bei 9 PZ (18, 35, 45, 49, 50, 72, 80, 98, 109) diskordant vor. Die cutan bzw. cutan-subcutan poralen Achseldrüsenabscesse waren bei den EZ 29 konkordant und bei den ZZ 40 und 51 diskordant vorhanden. Die Folliculitis barbae trat bei 2 EZ (53, 90) und bei 2 ZZ (61, 84) konkordant und bei 3 ZZ (54, 109, 115) diskordant auf. Bei 5 PZ (43, 49, 55, 58, 111) waren nur die Männer erkrankt, bei den weiblichen Partnerinnen lagen keine Folliculitiden oder sonstige Pyodermien vor. Für vergleichende Zwillingsuntersuchungen sind wohl PZ mit Folliculitis barbae, die im allgemeinen nur bei Männern auftritt, nicht geeignet, sie sind daher in der Tabelle 24 nicht mit angeführt.

Tabelle 24

	EZ		ZZ + PZ		Insgesamt
	k	d	k	d	
Impetigo Bockhart	3	—	2	7	12
Furunkel	3	1	3	12	19
Schweißdrüsenabsceß	1	—	—	2	3
Folliculitis barbae	2	—	2	3	7
Impetigo contagiosa	1	—	6	6	13
Ecthyma simplex	1	—	—	1	2
Insgesamt	11	1	13	31	56
Konkordanzquotient	91,7%	8,3%	29,5%	70,5%	

Zu den *Streptodermien* kann man die Impetigo contagiosa rechnen, obwohl sie eine teils streptogene, teils kombinierte, teils staphylogene Hautinfektion darstellt. 1 EZ (34), 3 ZZ (64, 121, 123) und 3 PZ (76, 78, 79) waren konkordant, 4 ZZ (40, 93, 113, 122) und 2 PZ (93, 96) diskordant befallen. Eine streptogene epidermo-kutane, circumscripte Hautinfektion ist das Ecthyma simplex, das bei den EZ 45 konkordant und den ZZ 100 diskordant aufgetreten war.

Faßt man die Untersuchungsergebnisse dieser staphylogenen oder streptogenen Hautinfektionen zusammen und berechnet bei insgesamt 56 Zwillingspaaren den Konkordanzquotienten, so ergibt sich bei einem Konkordanzquotienten von 91,7%:29,5% und bei Mitberücksichtigung der Literaturangaben von 73,9% : 32% eine auffallende konstitutionell-erbliche Disposition.

12. Viruskrankheiten

Von den Viruskrankheiten der Haut wurden aus der ersten Gruppe des Molluscum contagiosum, der Verruca vulgaris und des Condylomata acuminatum unter dem eigenen Zwillingsgut Verrucae vulgares gesehen, aus der Herpes-Gruppe sowohl der Herpes simplex wie der Zoster.

Die *vulgären Warzen* sind sehr verbreitet und dementsprechend bekannt. Viele Laien wissen allerdings nicht, daß es sich um eine Infektionskrankheit handelt. An Händen und Fingern, aber auch im Gesicht und an den Knieen sind sie verhältnismäßig häufig. Besondere Formen sind die Verrucae planae juveniles und die oft verkannten Fußsohlenwarzen.

Bisher wurde bereits eine größere Zahl von Zwillingen auf das Vorkommen von Warzen untersucht: So führte SIEMENS (1929) 4 EZ mit Konkordanz, 11 EZ mit Diskordanz und 11 ZZ mit Diskordanz an. SCHOKKING (1931) beobachtete Konkordanz bei 5 EZ und 21 ZZ, während Diskordanz bei 2 EZ vorlag. In auslesefreien Serien sahen BRAUNS (1934), SCHILLER (1937) und KRÜGER (1937) Konkordanz bei je 1 EZ.

Im *eigenen Krankengut* hatten vulgäre Warzen bei unterschiedlicher Lokalisation konkordant 6 EZ, 2 ZZ und 2 PZ, während Diskordanz bei 3 EZ, 10 ZZ und 5 PZ bestand.

Tabelle 25

Nach der Literatur		EZ			ZZ		Ins-gesamt
		n	k	d	n	k	d	
SIEMENS (1929)	A	15	4	11	11	—	11	26
SCHOKKING (1931)	A	7	5	2	21	—	21	28
BRAUNS (1934)	A	1	1	—	—	—	—	1
SCHILLER (1937)	A	1	1	—	—	—	—	1
KRÜGER (1937)	A	1	1	—	—	—	—	1
Insgesamt		25	12	13	32	—	32	57
Konkordanzquotient		100%	48%	52%	100%	0%	100%	
Eigene Fälle		9	6	3	19	4	15	28
Konkordanzquotient		100%	66,7%	33,3%	100%	21,1%	78,9%	
Insgesamt		34	18	16	51	4	47	85
Konkordanzquotient		100%	52,9%	47,1%	100%	7,8%	92,2%	

Bereits die Zwillingsuntersuchungen von SIEMENS u. SCHOKKING hatten überraschenderweise für die vulgären Warzen eine erbliche

Disposition aufgedeckt, wobei SIEMENS (1929) allerdings auf eine evtl. Täuschung wegen seines relativ geringen Materials hinwies. Andererseits sind dem erfahrenen Kliniker das Zusammentreffen mit dispositionellen Momenten bei der Entstehung von Warzen für einen Teil der Fälle seit längerer Zeit bekannt. Das inzwischen größere Krankengut von 85 Zwillingspaaren, die bemerkenswerterweise sämtlich zu auslesefreien Serien gehören, weist bei dem Konkordanzquotienten von 52,9% : 7,8% erneut auf eine erbliche Disposition für das Vorkommen vulgärer Warzen hin.

Über Untersuchungen von Zwillingen mit *Herpes simplex* haben CURTIUS u. KORKHAUS (1930) berichtet. Sie sahen konkordantes Auftreten eines Herpes menstrualis bei 21jährigen EZ. SCHOKKING (1931) führte 8jährige weibliche EZ, 15jährige männliche EZ, 13jährige weibliche ZZ und 9jährige männliche ZZ an, bei denen der Herpes stets diskordant aufgetreten war.

Unter dem *eigenen Krankengut* wurde Konkordanz bei 4 EZ (56, 58, 72, 99), bei 3 ZZ (56, 127, 129) und bei 1 PZ (53) gesehen, während Diskordanz vorlag bei 1 EZ (76), 3 ZZ (42, 54, 104) und 4 PZ (48, 58, 115, 125).

Tabelle 26

	EZ			ZZ			Ins-gesamt
	n	k	d	n	k	d	
Literatur	3	1	2	2	—	2	5
Eigene Fälle	5	4	1	11	4	7	16
Insgesamt	8	5	3	13	4	9	21
Konkordanzquotient	100%	62,5%	37,5%	100%	30,8%	69,2%	

Die Gesamtzahl der bisher auf Herpes simplex untersuchten 21 Zwillingspaare ist erst klein. Die gewisse Übereinstimmung des Konkordanzquotienten mit den bei den vulgären Warzen gefundenen läßt aber ähnlich wie bei diesen eine erbliche Disposition vermuten.

Über den *Zoster* liegen folgende Literaturangaben vor: AHLFELD (1876) beschrieb ein EZ-Paar, das im Abstand von 6 Wochen an einem Zoster mit gleicher Lokalisation im 5. und 6. Interkostalraum erkrankte. SIEMENS (1924) sah unter seinen Zwillingen 11jährige männliche ZZ, von denen einer Zosternarben hatte. NEUSS (1960) beobachtete eine 20jährige Patientin mit einem Zoster oticus, die angab, daß ihre eineiige Zwillingsschwester vor 5 Jahren ebenfalls an einem Zoster der gleichen Körperstelle gelitten hätte.

Unter dem *eigenen Krankengut* hatte eine jetzt 21jährige Patientin im Bereich der rechten Schulter und des rechten Oberarms segmental angeordnete stecknadelkopf- bis nicht ganz hanfkorngroße pigmentierte

Flecke, die angeblich nach einem vor 4 Jahren aufgetretenen Zoster zurückgeblieben wären. Die eineiige Zwillingsschwester wohnte damals ebenfalls im elterlichen Haushalt und hätte bis dahin nie einen Zoster gehabt.

Die kleine Zahl von vier Zwillingspaaren läßt auf die Erblichkeit des Zosters noch keine Rückschlüsse zu.

13. Naevi und Naevuskrankheiten

Naevi sind angeborene oder auch erst nach der Geburt in Erscheinung tretende örtliche Fehlbildungen der Haut, die hauptsächlichste Naevusgruppe ist auch histologisch durch die sog. Naevuszellen charakterisiert (Naevuszellnaevi oder Zellnaevi). Im *eigenen Krankengut* wurden verschiedene Formen der Naevuszellnaevi, ferner der aus Talgdrüsen bestehende Naevus sebaceus und die als „Naevuskrankheit" bezeichnete Neurofibromatose (Morbus Recklinghausen) gefunden. Die Gefäßnaevi sollen mit den gutartigen Geschwülsten gemeinsam später angeführt werden.

Die häufigste Naevusgruppe sind die Naevuszellen enthaltenden Naevuszellnaevi, kurz *Zellnaevi* genannt. Die meisten Naevuszellnaevi sind pigmentiert, weshalb man sie früher auch als Pigmentnaevi bezeichnete. Sie sind sehr häufig, es gibt wohl keinen Erwachsenen, der völlig frei davon ist. Klinisch unterscheidet man u. a. die flachen (hellbraunen, fleckförmigen, stecknadelkopf- bis handtellergroßen) Naevi spili von den linsen- bis erbsgroßen, knötchen- bis tumorförmigen Naevi molles, die teils hautfarben, meist aber braun bis schwärzlich und oft mit einzelnen oder mehreren Haaren (dann Naevi pigmentosi pilosi genannt) besetzt sind. Die Lentigines sind eine weitere häufige Form der Pigmentnaevi.

Die Frage der Erblichkeit der bisher erwähnten Naevusformen kann nach der wissenschaftlichen Erörterung in den zwanziger Jahren zwischen SIEMENS und MEIROWSKY wohl durch die Untersuchungen eines großen Zwillingsgutes mit Lentigines und Naevi spili vor allem von SIEMENS als folgendermaßen entschieden angesehen werden: Lentigines sind nicht bezüglich Größe, Form und Lokalisation erblich, wohl unterliegt aber die Gesamtzahl der Lentigines einer erblichen Disposition. Nur einmal fand SIEMENS unter 4360 Lentigines bei EZ eine Lentigo übereinstimmend lokalisiert, während sonst bei etwa 200 Zwillingspaaren 8700 Flecke stets diskordant bezüglich ihrer Lokalisation waren. Man nimmt heute somit allgemein an, daß zwar die Naevusanlage erblich, der einzelne Zellnaevus selbst aber nicht erblich ist.

Unter dem *eigenen Zwillingsgut* wurden daher die eben erwähnten Naevuszellformen mit Naevi spili, Lentigines und Naevi molles für erbbiologische Vergleichsuntersuchungen *nicht* besonders beachtet. Festgehalten wurden nur besonders große tumorförmige, papillomatös erscheinende weiche Zellnaevi, die von den Untersuchten oft als besonders störend empfunden wurden und ihnen Anlaß zum Aufsuchen eines Arztes gaben. Es handelt sich hierbei um 6 EZ und 15 ZZ, bei denen zwar 2 EZ (58, 73) und 2 ZZ (34, 52) gewisse Konkordanz bezüglich Form und Größe, aber nicht bezüglich der Lokalisation zeigten. Bei den übrigen

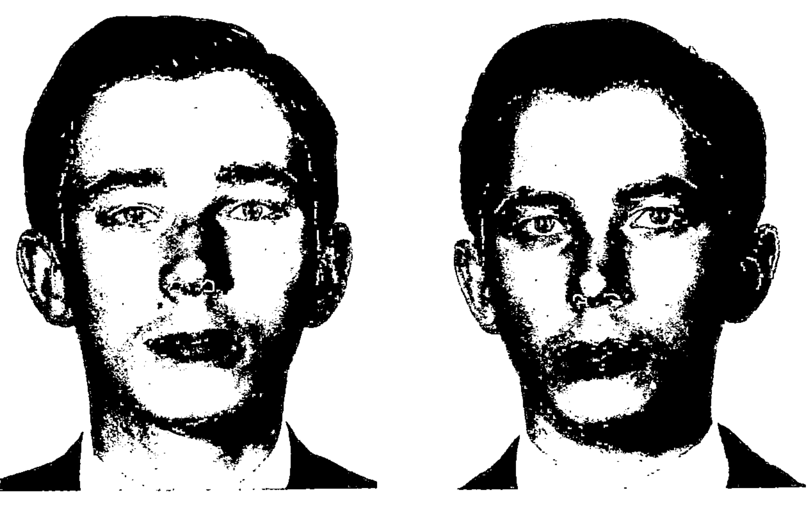

Abb. 5. Naevi pigmentosi von unterschiedlicher Häufigkeit und Lokalisation am Rücken des EZ 58, I (links) und II (rechts)

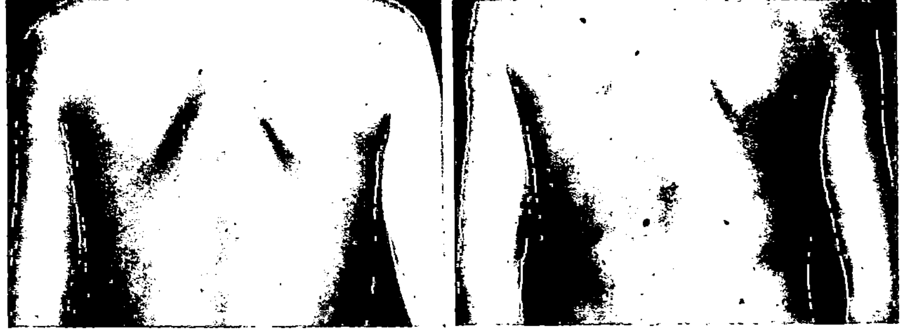

Abb. 6. Dokumentationsfoto EZ 58, I (links) II (rechts),

17 Paaren bestand völlige Diskordanz, d. h. nur der Proband hatte jeweils einen derartigen papillomatösen Naevuszellnaevus, während der Partner erscheinungsfrei war.

Eine weitere Form der Zellnaevi sind die *Naevi caerulei*, die an ihrer Farbe gut erkennbar sind. Völlige Diskordanz lag bei den EZ 45 vor. Der *Naevus sebaceus* kommt hauptsächlich in Form plattenförmiger Knoten am behaarten Kopf vor mit gelblicher Farbe und durch die hyperplastischen Talgdrüsen bedingter leicht höckeriger Oberfläche. Bei den EZ 92, ZZ 58 und PZ 79 lag Diskordanz vor.

Die mit eruptionsartigem Auftreten sehr vieler Naevi einhergehende *Neurofibromatosis* zählt man zu den Naevuskrankheiten. Moderner ist die Bezeichnung Phakomatose. Das klinische Bild an der Haut wird von Knoten (Neurofibromen) von unterschiedlicher Größe, z. T. sogar in Form von Riesenlappen und von Pigmentflecken beherrscht. Wichtig ist bei der Neurofibromatosis die Kenntnis der Abortivformen.

Folgende Untersuchungen von *Zwillingen* liegen bisher vor: VERSLUYS (1934) beobachtete unter 13 EZ und 10 ZZ mit benignen oder malignen Tumoren 1 EZ konkordant und 1 EZ diskordant mit Neurofibromatosis. Eine genauere Zwillingsdiagnose liegt bei beiden Paaren nicht vor. BLOTEVOGEL (1933) erwähnte bei einem Stammbaum ein EZ-Paar mit Konkordanz, genauere Zwillings- und Krankheitsbefunde wurden nicht angegeben. LEERS beschrieb 1936 bei einem EZ-Paar das Krankheitsbild sehr ausführlich, untersuchte selbst aber nur einen Partner und nahm Eineiigkeit auf Grund ihm zur Verfügung stehender Unterlagen, vor allem Fotografien an. Ein weiteres EZ-Paar führte 1939 GROHMANN an, es handelte sich um das erste Paar mit Neurofibromatosis, bei dem beide Partner von einem Autor untersucht wurden mit ausführlicher Begründung der Eiigkeitsdiagnose und Beschreibung des Krankheitsbildes. Es handelte sich um sichere EZ mit Konkordanz. Bei LOFTIS (1940) fehlte wiederum die Angabe der Merkmale für die Diagnose der Eineiigkeit, die Neurofibromatosis lag bei beiden Zwillingen vor. Ein weiteres EZ-Paar wurde 1949 von DRESNER u. MONTGOMERY beschrieben, die unter drei Fällen mit Neurofibromatosis und gleichzeitiger primärer Opticusatrophie diese beiden EZ mit Konkordanz auch der Opticusatrophie fanden. Nur die Zwillinge, über die VERSLUYS berichtete, sind aus einer auslesefreien Serie, sonst handelt es sich um Einzelkasuistik. Ausreichend gesichert ist die Zwillingsdiagnose wohl nur bei den von GROHMANN beschriebenen.

Unter dem *eigenen Krankengut* wurden die 25jährigen weiblichen EZ 50 gefunden, die beide konkordant eine Neurofibromatosis hatten. Bei I lagen überwiegend markstück- bis handtellergroße Café-au-lait-Flecke vor und nur vereinzelt Neurofibrome, während bei II die Neurofibrome wesentlich zahlreicher waren und nur ganz vereinzelt Flecke vorkamen. Bei beiden Zwillingen bestand außerdem ein Schwachsinn leichten bis mittleren Grades. Bei den 29jährigen männlichen *ZZ 141* hatte II eine Neurofibromatosis mit zahlreichen hautfarbenen bis braunen Flekken und Knötchen von Stecknadelkopf- bis Markstückgröße vor allem am Rumpf, vereinzelter an den Extremitäten. In der hiesigen Nervenklinik wurde außer typischen Zeichen einer Neurofibromatosis der Verdacht einer cerebralen Neurinombildung geäußert: bei I bestand kein Anhalt für einen Morbus Recklinghausen.

Die kleine Zahl der bisher untersuchten Zwillinge mit Neurofibromatosis sagt nur wenig über die Erblichkeit aus, vor allem, da es sich zumindest bei drei EZ um Einzelkasuistik handelt. Andererseits widerspricht die Häufigkeit der Konkordanz bei EZ nicht der bisher bei Familien-untersuchungen bewiesenen Erblichkeit.

Tabelle 27

Nach der Literatur	A E	EZ		ZZ	
		k	d	k	d
VERSLUYS (1934)	A	1	1	—	—
BLOTEVOGEL (1933)	E	1	—	—	—
LEERS (1936)	E	1	—	—	—
GROHMANN (1939)	E	1	—	—	—
DRESNER (1949)	A	1	—	—	1
Eigene Fälle	A	1	—	—	1
Insgesamt		6	1	—	1

Bei den *Atheromen* (Grützbeuteln, multiplen Epidermoiden) unterscheidet man Retentions-Atherome nach Stauung von Talgsekret von den echten Atheromen oder Epidermoiden mit gutartiger Wucherung verlagerter Zellhaufen. Diese können als atheromatöse Naevi gelten. Sie werden hier *anhangs*weise besprochen. Es handelt sich um angeborene Fehlbildungen durch Abschnürung von Talgdrüsenanlagen.

SIEMENS stellte 1923 bei der Anamneseerhebung an 109 Atherom-fällen, von denen 51 als Epidermoide aufgefaßt werden mußten, fami-liäres Auftreten in 68% der Fälle fest. Angaben über Zwillingsuntersu-chungen liegen bisher nicht vor.

Unter dem *eigenen Krankengut* fanden sich 4 ZZ (16, 53, 55, 107) und 1 PZ (91) mit Diskordanz und 2 PZ (49, 110) mit Diskordanz. Um Re-tentionsatherome handelte es sich nach Anamnese und Verlauf bei den ZZ 16, 53, während bei den übrigen fünf Zwillingspaaren echte Atherome bzw. Epidermoide vorlagen. Bei diesen hatten auch weitere Familien-angehörige Atherome, die kleine Zahl untersuchter Zwillinge sagt noch nichts über Erblichkeit aus.

14. Gutartige Geschwülste

An *gutartigen Geschwülsten* wurden beim eigenen Krankengut Verruca seborrhoica, Fibrome, Histiocytome, Keloide, Lipome und von Cysten-bildungen Milien gefunden.

Die *Verrucae seborrhoicae* sind etwa vom 5. Lebensjahrzehnt ab sehr häufig und werden mit zunehmendem Alter immer zahlreicher. Sie sind hauptsächlich an Brust, Rücken und Gesicht lokalisiert, klinisch handelt es sich um meist gelbbraune, fettig überzogene, flache, an der Oberfläche zerklüftete linsen- bis münzgroße Knoten und Knötchen.

SIEMENS sah 1924 bei 21jährigen männlichen EZ nur bei einem eine linsengroße Verruca senilis sive seborrhoica am Rücken. Sonst liegen keine weiteren Literaturangaben vor. Beim *eigenen Krankengut* wurde Konkordanz gesehen bei EZ 65, ZZ 51, PZ 51 und 113 und Diskordanz bei ZZ 16, 57, 94, 126 und PZ 49, 75, 111. Die allerdings nur kleine Zahl untersuchter Zwillinge weist auf eine erbliche Disposition hin.

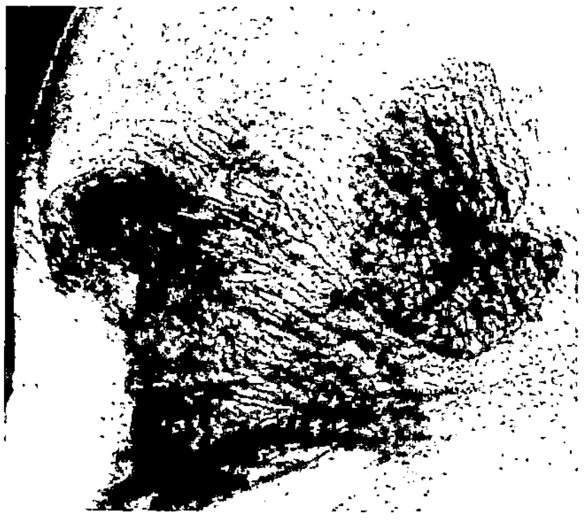
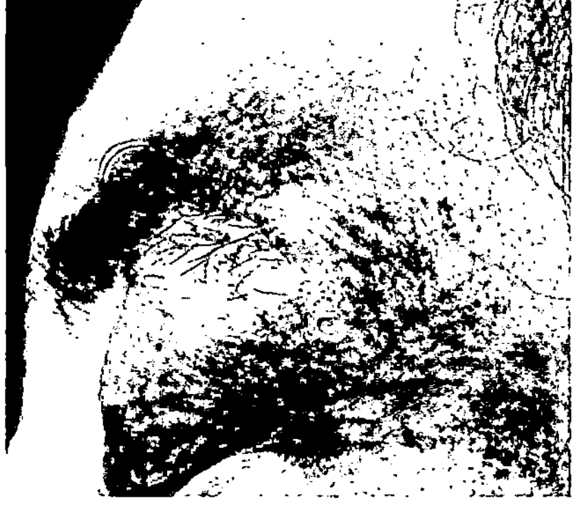

Abb. 7. Seborrhoische Warze mit diskordanter Lokalisation bei den EZ 65: I (links) erscheinungsfrei, II (rechts) an der linken Stirn-Schläfe befallen

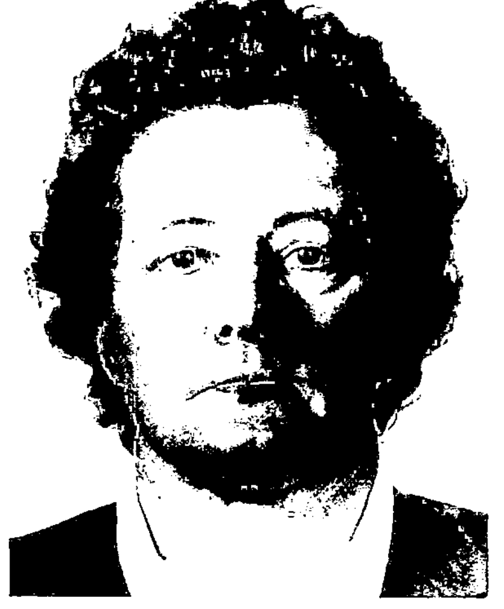
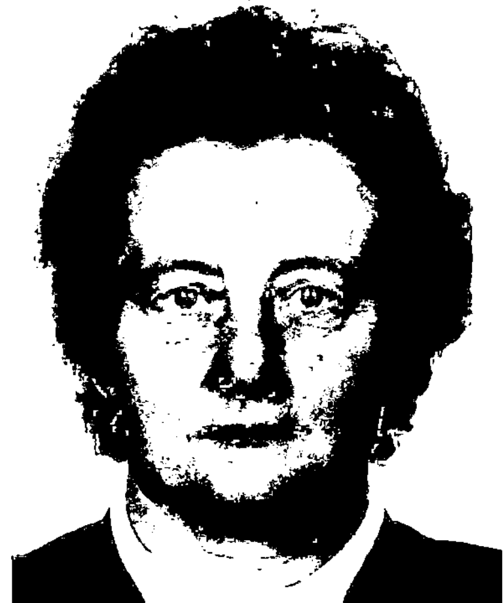

Abb. 8. Dokumentationsfoto EZ 65, I (links) und II (rechts)

Bei den *Fibromen* der Haut (Dermatofibromen) unterscheidet man klinisch weiche und harte. Die weichen Fibrome sind meist schlaffe, hautfarbene Knötchen mit dünner Oberhaut und runzeliger Oberfläche. Eine besondere Form sind die gestielten Fibromata pendula.

SIEMENS (1924) beobachtete Naevi elevati non pigmentosi (sog. Fibromata pendula) bei 1 EZ konkordant und bei 4 weiteren EZ diskordant. SCHOKKING (1931) fand unter 3 EZ stets bei beiden Partnern Fibromata pendula. Bei dem eigenen Zwillingsgut hatte von den 48jährigen weiblichen *EZ 65* I an der linken Halsseite und an der rechten Schulter insgesamt drei gestielte Fibrome, II hatte keine Fibrome. Von den 63jährigen männlichen *ZZ 16*, den 39jährigen weiblichen *ZZ 44*, den 27jährigen weiblichen *ZZ 83* und den 49jährigen weiblichen *ZZ 111* hatte jeweils nur ein Partner ein oder mehrere Fibrome.

Bisher wurden somit insgesamt 13 Zwillingspaare auf Fibrome untersucht, von denen bei 4 EZ Konkordanz, bei 5 EZ Diskordanz und bei 4 ZZ Diskordanz bestand, auch hier läßt die nur kleine Zahl eine erbliche Disposition vermuten.

Als eine besondere Form der harten Fibrome können die *Histiocytome* angesehen werden, bei denen es sich um cutan oder auch subcutan gelegene, rundlich-ovale, derb-harte, bräunliche Knötchen handelt. Im *eigenen Zwillingsgut* traten sie bei den ZZ 78, 120 und PZ 110, 113 stets diskordant auf.

Eine andere Sonderform harter Fibrome ist das *Keloid*, das sich manchmal anstelle glatter Narbenbildung findet. LOEWY (1924) berichtete über ein EZ-Paar, bei dem übereinstimmend Keloide am Kopfhaarwirbel gefunden wurden. DORN (1957) führte 16jährige weibliche EZ an mit konkordanter Keloidbildung nach Revaccination.

Unter dem *eigenen Krankengut* waren die 12jährigen weiblichen *EZ 98*, von denen nur II ein Narbenkeloid nach Appendektomie hatte; bei I keine Appendektomie vorgenommen, aber z. B. im Bereich von Impfnarben kein Keloid. Bei zwei PZ (66, 91) wies jeweils nur der weibliche Partner ein Keloid auf.

Lipome sind gutartige Fettgeschwülste, die als solitäre oder multiple Knötchen oder Knoten in der Tiefe des Fettgewebes unter reizloser Haut vorkommen. v. VERSCHUER sah bei einem EZ-Paar konkordantes Auftreten von Lipomen. Unter dem *eigenen Zwillingsgut* waren die ZZ 89 und PZ 81 diskordant befallen.

Bei den Milien handelt es sich um kleine weißliche, perlenartige, oberflächliche Cystenbildungen, die besonders an Lidern und Wangen lokalisiert sind. Sekundäre Milien treten vor allem in Narben auf. Bei den Milien der Kinder handelt es sich um Talgdrüsenretentionscysten.

Vulgäre Milien sah SIEMENS (1929), wenn sie vereinzelt vorhanden waren, bei sechs EZ-Paaren diskordant. Bei zwei EZ-Paaren bestand Konkordanz multipler Milien, bei einem anderen EZ-Paar lag aber auch bei multiplen Vorkommen der Milien Diskordanz vor. Bei einem weiteren EZ-Paar kamen bei der Erstuntersuchung die Milien diskordant, aber bei einer Nachuntersuchung nach mehreren Jahren konkordant vor. Bei zweieiigen Zwillingen wurden auch multiple Milien diskordant bemerkt. SCHOKKING (1931) berichtete über insgesamt 36 Zwillingspaare, von denen bei 7 EZ und 8 ZZ Konkordanz sowie bei 6 EZ und 15 ZZ Diskordanz bestand.

Im *eigenen Zwillingsgut*, bei dem stets multiple Milien vorkamen, waren bei den EZ 79 und den PZ 49 beide Partner befallen, sonst bestand Diskordanz bei den EZ 51, 60, 98, ZZ 32, 38, 42, 78, 113 und PZ 91, 98. Zusammenfassend ergibt sich folgendes:

Tabelle 28

Nach der Literatur	EZ			ZZ			Ins-gesamt
	n	k	d	n	k	d	
SIEMENS (1929)	10	3	7	—	—	—	10
SCHOKKING (1931)	13	7	6	23	8	15	36
Eigene Fälle	4	1	3	8	1	7	12
Insgesamt	27	11	16	31	9	22	58
Konkordanzquotient	100%	40,7%	59,3%	100%	29%	71%	

Die bisherigen Untersuchungen von Zwillingen mit Milien ergeben noch keine Klarheit bezüglich Erblichkeit oder Nichterblichkeit, zunächst lassen aber das Überwiegen der diskordanten EZ und die geringe Differenz des Konkordanzquotienten eher Nichterblichkeit annehmen.

15. Bösartige Geschwülste

An *bösartigen Geschwülsten* der Haut wurde unter dem eigenen Krankengut der Plattenzellenkrebs und der Basalzellenkrebs gesehen.

In der Literatur wurde mehrfach über das Vorkommen von Hautkrebs bei Zwillingen berichtet, es liegt aber nicht immer eine genaue Differenzierung, vor allem der Plattenepithel- von den Basalzellkrebsen vor.

So berichtete WEITZ (1924) von männlichen EZ, die beide an einem sehr ähnlichen Lippencarcinom erkrankten, während bei einem weiblichen EZ-Paar nur die eine einen Hautkrebs an der Stirn hatte. WAALER (1931) führte in einer größeren Serie von auf Krebs untersuchten Zwillingen zwei ZZ-Paare mit diskordant vorhandenem Lippenkrebs bzw. diskordant aufgetretenem Carcinom des Ohres an. McFARLAND u. MEADE (1932) sahen konkordantes Vorkommen eines Hautkrebses bei EZ. ROSANOFF beobachtete ein EZ-Paar mit konkordantem Auftreten eines Hautcancroids im Gesicht. KRANZ (1936) fand bei den 54jährigen männlichen EZ konkordantes Vorkommen eines Lippenkrebses. HABS (1939) berichtete in einer größeren Zwillingsserie von 10 EZ und 30 ZZ mit Krebsleiden über 1 ZZ-Paar mit Diskordanz eines Cancroids an der Oberlippe und über ein weiteres ZZ-Paar mit diskordantem Basalzellencarcinom. MACKLIN (1941) beobachtete unter 19 Zwillingspaaren 1 EZ, bei denen I einen Zungenkrebs und II einen Lippenkrebs hatte. v. VERSCHUER u. KOBER (1940/56) fanden in einer auslesefreien Serie 1 EZ mit konkordantem und 3 ZZ mit diskordantem Auftreten eines Lippen- bzw. Mundkrebses. OETTLE (1956) berichtete über ein EZ mit konkordant aufgetretenem Ulcus rodens.

Beim *Plattenzellenkrebs* (Carcinoma spinocellulare, Spinaliom, Stachel- oder Pflasterzellenkrebs) handelt es sich um den metastasenbildenden Hautkrebs, mit meist geschwürig zerfallenen Knoten bei bevorzugtem Sitz an Lippen, Zunge, Penis, auch Handrücken. Die Metastasen bleiben für lange Zeit regional beschränkt, Fernmetastasen sind sehr selten, was wohl der ursprüngliche Grund für die ältere Bezeichnung Cancroid gewesen ist.

Im *eigenen Zwillingsgut* wurde ein Spinaliom bei den *ZZ 125* diskordant und bei den PZ 117 konkordant gefunden.

Von den männlichen *ZZ 125* (geb. 30. 6. 91) hatte I seit 1952 an der linken Zungenbasis ein histologisch gesichertes Spinaliom mit derb-höckrigen Lymphknotenmetastasen der linken Halsseite; II war bereits 1936 an Epilepsie verstorben, lt. Mitteilung des damals behandelnden Arztes hatte bei ihm nie ein Hautkrebs bestanden, eine Schwester der Zwillinge war aber an einem Unterleibskrebs und der Vater an Prostatakrebs verstorben. Bei den *PZ 117* (geb. 15. 2. 88) hatte der Bruder (I) seit 1960 einen seit annähernd anderthalb Jahren bestehenden präauriculären, nicht ganz handtellergroßen, zentral ulcerierten Tumor an der Wange, Lymphknotenmetastasen am linken Unterkieferwinkel und an der linken Halsseite, die Diagnose wurde histologisch gesichert; die Schwester hatte an der linken Stirnseite ein auswärts behandeltes Cancroid.

Beim *Basalzellenkrebs* bildet sich das zunächst flache Knötchen durch Bildung neuer Knötchen weiter aus, wobei der Rand die Form perlmuttartig glänzender grauweißlicher Perlen annimmt. Er ist hauptsächlich in den beiden oberen zwei Dritteln des Gesichts lokalisiert. Besondere Formen sind das Epithelioma basocellulare cicatricans, ferner kennt man pagetoide, vegetierende, hyperpigmentierte und sklerodermieähnliche Formen.

Unter dem *eigenen Krankengut* wurde bei 3 EZ (17, 60, 64) 3 ZZ (57, 124, 126) und 1 PZ (75) ein diskordantes Auftreten eines *Basalzellenkrebses* gefunden.

Bei den männlichen *EZ 17* (geb. 29. 3. 08) hatte I keinen Hautkrebs; II war seit 1934 durch den Westfälischen Verein für Krebs- und Lupusbekämpfung wegen eines Lupus vulgaris erfaßt. 1952 bestand bei ihm außerdem ein klinisch eindeutiges Basalzellencarcinom an der linken Nacken-Halsseite, das mit Röntgenstrahlen behandelt wurde. Bei späteren Kontrolluntersuchungen war kein Rezidiv und kein weiteres Basaliom feststellbar. 1955 hatte der Proband aber ein Cornu cutaneum am rechten Ohr. — Von den männlichen 49jährigen *EZ 60* hatte I als Form gutartiger Hautgeschwülste ein hanfkorngroßes weiches Fibrom in der unteren Nasolabialfalte. Anhalt für ein Basaliom bestand nicht; bei II lag 1960 ein seit 1½ Jahren bestehendes, allmählich an Größe zunehmendes, linsengroßes Basaliom an der linken Stirnseite vor, das excidiert wurde. Die histologische Untersuchung bestätigte die klinische Diagnose. — Bei den 46jährigen männlichen *EZ 64* bestand bei I 1948 ein klinisch eindeutiges linsengroßes Epithelioma basocellulare am rechten Nasenflügel, das damals mit Röntgenstrahlen behandelt wurde, jetzt geringgradiges Röntgenoderm im Bereich des früheren Epithelioms; II hatte keinen Hautkrebs. — Von den 65jährigen männlichen *ZZ 57* hatte I 1955 unterhalb des rechten Augenlides einen hanfkorngroßen Tumor, der auswärts excidiert und nach Klärung der histologischen Diagnose auch auswärts bestrahlt wurde, jetzt an der genannten Körperstelle reizloses Röntgenoderm; sonst bei dem gleichen Patienten Rhinophym bei Rosacea, Verrucae seborrhoica, senile Angiome und Cutis rhomboidalis nuchae; II hatte 1956 an der rechten Unterlippe eine annähernd linsengroße, einfache Leukoplakie, die in toto excidiert wurde. Die histologische Diagnose ergab keinen Anhalt für ein Carcinom, sonst lagen ähnlich wie bei I Cutis rhomboidalis nuchae und senile

Angiome vor; ein Anhalt für das Bestehen eines Basalzellenkrebses war nicht gegeben. — Bei den 26jährigen *ZZ 124* hatte I seit annähernd einem Jahr an der

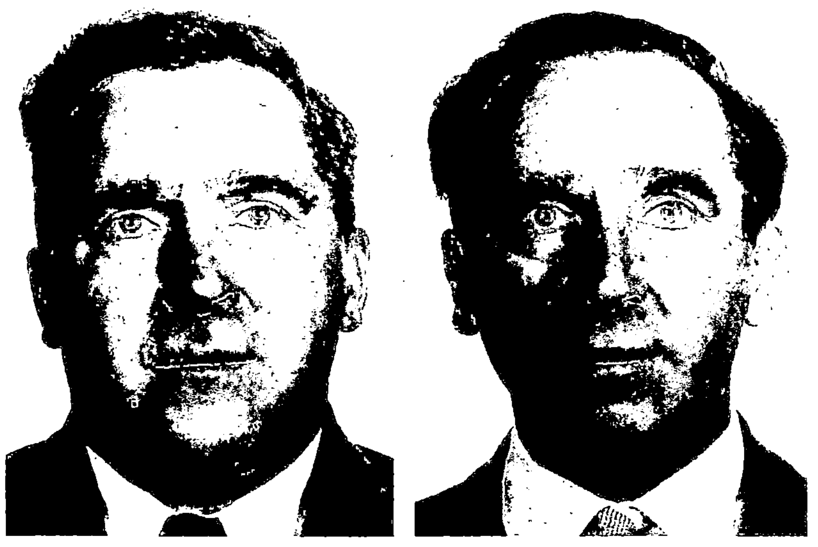

Abb. 9. Basalzellkrebs, I (rechts) Zustand nach Röntgenbestrahlung eines Epithelioms an der rechten Nasenseite, II (links) erscheinungsfrei

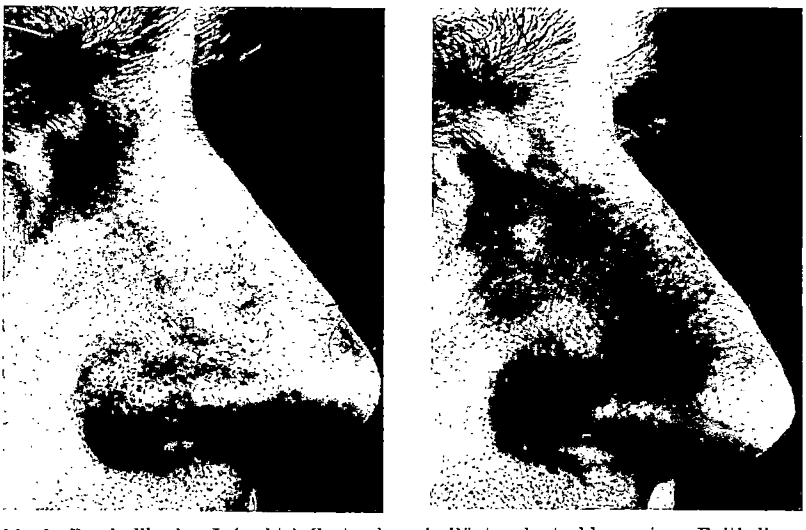

Abb. 10. Dokumentationsfoto EZ 64, I (links), II (rechts)

rechten Schläfe ein allmählich an Größe zunehmendes Knötchen, das in der Mitte erodiert war und einen perlmuttartig glänzenden wallartigen Rand hatte; bei II kein Anhalt für Hautkrebs. — Von den weiblichen *ZZ 126* (geb. 28. 7. 95) ist II seit 1951 durch den Westfälischen Verein für Krebs- und Lupusbekämpfung erfaßt und erscheint regelmäßig zu den jährlich durchgeführten Sprechtagen. 1951 bestanden vereinzelte Hyperkeratosen an linker Stirn und Wange, 1953 ein Cornu cutaneum an der linken Ohrmuschel, 1955 mehrere Keratomata senilia an linker und rechter Schläfe, rechter Nasenseite und Stirn, 1957 senile Keratosen und atypische Epithelwucherungen an Stirn und Nase, seniles Keratom linke Ohrmuschel, 1961 multiple senile Keratome, über dem rechten Jochbogen und an rechter Stirnseite zwei linsengroße Basaliome; I hat multiple seborrhoische Warzen an beiden Schläfenpartien, aber sonst keine senilen Keratome, kein Cornu cutaneum, kein Basaliom. — Bei den 66jährigen *PZ 75* hatte der männliche Partner senile Angiome, aber keinen Hautkrebs; bei II bestand 1959 seit annähernd einem Jahr vor dem linken Ohr ein etwa pfenniggroßes, klinisch eindeutiges Basaliom, das mit Röntgenstrahlen behandelt wurde, jetzt reizloses Röntgenoderm, sonst seborrhoische Warzen und senile Angiome.

Von den eigenen Kranken läßt sich sagen, daß bei den Probanden ein Basalzellenkrebs vorlag, der stets klinisch eindeutig war und dessen Diagnose bei EZ 60 und ZZ 57 zusätzlich histologisch gesichert wurde. Die Partner hatten z. T. wohl bestimmte Formen gutartiger Hautgeschwülste, wie Fibrom (EZ 60), Leukoplakie (ZZ 57) und senile Angiome (ZZ 57, PZ 75) aber eben keine bösartige Form. Gerade bei der besonderen Bedeutung, die schon immer der Erblichkeit des Krebses zugemessen wurde, ist es wohl doch zunächst sehr wichtig, erbbiologisch die einzelnen gut- und bösartigen Hautgeschwulstformen zu trennen.

Die bisherigen Angaben der Literatur lassen sich nicht ohne weiteres mit den eigenen Untersuchungen zusammenfassen, da nicht immer genau definiert wurde, welche Form eines Hautkrebses gemeint war. Versucht man aber doch, eine Zusammenziehung vorzunehmen, so ergibt sich folgendes:

Tabelle 29

Nach der Literatur	A E	EZ		ZZ		Insgesamt
		k	d	k	d	
Weitz (1924/25)	A	1	1	—	—	2
Waaler (1931)	A	—	—	—	2	2
McFarland u. Mitarb. (1932)	E	1	—	—	—	1
Rosanoff (1932)	A	1	—	—	—	1
Kranz (1936)	A	1	—	—	—	1
Habs (1939)	A	—	—	—	2	2
v. Verschuer (1940/56)	A	1	—	—	3	4
Macklin (1941)	A	1	—	—	—	1
Oettle (1956)	E	1	—	—	—	1
Literatur		7	1	—	7	15
Eigene Fälle:						
Basaliom		—	3	—	4	7
Spinaliom		—	—	1	1	2
		7	4	1	12	24

Eine Berechnung des Konkordanzquotienten bei einer so kleinen Zwillingszahl hat selbstverständlich nur bedingten Wert und kann nur richtungsweisende Anhaltspunkte geben. Gerade der Hautkrebs kann in besonderem Maße von Umweltfaktoren abhängig sein, besonders Lippenkrebs bei Pfeifenrauchern, der Hautkrebs bei Landwirten und Seeleuten an Witterungs- und Sonnenlichteinflüssen vermehrt ausgesetzten Körperstellen und der sog. Teerkrebs bei Schornsteinfegern und Straßenbauarbeitern. Nach derartigen Überlegungen muß das bisherige Zwillingsgut kritisch betrachtet werden.

Die eigenen Untersuchungen ergaben bei kleiner Zahl zunächst keinen ausreichenden Anhalt für die Erblichkeit des Basalzellenkrebses. Die Zusammenfassung mit sonstigen Angaben über Zwillinge, vor allem aber mit den bösartigen Plattenepithelcarcinomen lassen sich bei einem Konkordanzquotienten von 63,6% : 7,7% doch gewisse erbliche Einflüsse für die Lokalisation des Krebses an der Haut annehmen.

Hautveränderungen, die mit einer gewissen Regelmäßigkeit in einen Krebs übergehen, bezeichnet man als Präcancerosen. Unter dem *eigenen Krankengut* wurden die EZ 17 und ZZ 126 mit diskordantem Auftreten eines Cornu cutaneum beobachtet.

Das *Cornu cutaneum senile* (Hauthorn) besteht aus einem der Haut aufsitzenden kegelförmigen, hornigen Knötchen, das in widderhornartige, mehrere Zentimeter lange Fortsätze übergehen kann. In einem Teil der Fälle ist es von einem Hautwall umgeben, der sich zu einem Stachelzellencarcinom entwickeln kann bzw. bereits eins ist.

Spezielle Angaben von Untersuchungen von Zwillingen mit Cornu cutaneum liegen nicht vor. Das diskordant beobachtete Auftreten bei dem eigenen EZ-Paar 17 und ZZ 126 besagt zunächst nichts über Erblichkeit, es ergeben sich auch keine Veränderungen für die o. a. Berechnung des Konkordanzquotienten der bösartigen Hautgeschwülste, da die gleichen Probanden Hauthorn und Basalzellenkrebs hatten.

16. Gefäßnaevi, Teleangiektasien, Angiome

An *Gefäßnaevi* wurden unter dem *eigenen Krankengut* beobachtet: der Naevus teleangiectaticus medianus (sog. Unnascher Naevus) und der Naevus teleangiectaticus lateralis mit besonderen Formen wie Morbus Sturge-Weber, Morbus Klippel-Trénaunay, ferner essentielle Teleangiektasien, Naevi aranei und die sog. senilen Angiome. An gutartigen Gefäßgeschwülsten fanden sich die kavernösen Angiome. Die Betrachtung der Gefäßnaevi und gutartigen Gefäßgeschwülste getrennt von den sonstigen Naevi und gutartigen Geschwülsten der Haut erfolgt hier vor allem deshalb, um nochmals — auch an Hand der Literaturangaben — zu demonstrieren, wie wesentlich es für die erbbiologische Forschung ist, zunächst die einzelnen Krankheitsformen bzw. -bilder nach klinischen Gesichtspunkten scharf zu unterscheiden, bevor man es versucht, Zusammenfassungen zu größeren gemeinsam vererbten Krankheitsgruppen vorzunehmen.

Bei den *Naevi teleangiectatici,* die man heute weit schärfer von den Angiomen im engeren Sinne trennt, handelt es sich um mit Ektasien einhergehende Gefäßfehlbildungen. Man unterscheidet eine mediane und eine laterale Gruppe, d. h. Naevi mit bevorzugter Lokalisation an mittleren Körperpartien wie z. B. die des Hinterkopfes, der Stirn und auch der Sacralgegend und Naevi mit bevorzugtem Befall lateraler Körperpartien wie sitlicher Gesichtspartien bestimmter Extremitäten. Die Naevi teleangiectatici mediani sind linsen- bis handtellergroße, blaßrote Flecke, die sich oftmals spontan verlieren. Der Hinterhauptsnaevus wird auch als Unnascher Naevus bezeichnet.

Von den bisherigen Berichten über Zwillinge mit Naevi teleangiectatici mediani sollen hier nur die größeren Serien von MEIROWSKY (1926), SIEMENS (1929) und SCHOKKING (1931) angeführt werden. MEIROWSKY sah 19 EZ und 8 ZZ mit konkordantem sowie 2 EZ und 6 ZZ mit diskordantem Vorkommen des Unna-Naevus. SIEMENS bezog sich nur auf die Hinterhauptsteleangiektasien, die er unter 42 EZ nur einmal und unter 28 ZZ nur zweimal diskordant fand. Bei 9 EZ und 13 ZZ bestanden aber merkliche Intensitätsunterschiede der konkordant vorhandenen Naevi. SCHOKKING beobachtete unter seinem Zwillingsgut bei 34 EZ, 19 ZZ Konkordanz und bei 1 EZ und 28 ZZ Diskordanz.

Unter dem *eigenen Krankengut* wurden 22 EZ, 23 ZZ mit konkordantem, 1 EZ, 44 ZZ mit diskordantem Vorhandensein von Naevi teleangiectatici beobachtet.

Tabelle 30

Nach der Literatur	EZ		ZZ		Insgesamt
	k	d	k	d	
MEIROWSKY (1926)	19	2	8	6	35
SIEMENS (1929)	41	1	26	2	70
SCHOKKING (1931)	34	1	19	28	82
Literatur	94	4	53	36	187
Konkordanzquotient	95,9%	4,1%	59,6%	40,4%	
Eigene Fälle	22	1	23	44	90
Konkordanzquotient	95,7%	?,3%	34,3%	65,7%	
Insgesamt	116	5	76	80	277
Konkordanzquotient	95,9%	4,1%	48,7%	51,3%	

Sowohl der beim eigenen Krankengut errechnete Konkordanzquotient von 95,7% : 34,3% als auch der Quotient nach Zusammenfassung der Literaturangaben mit den eigenen Untersuchungen von 95,9% : 48,7%

sprechen für die Erblichkeit der Naevi teleangiectatici mediani, was ja einzelnen Müttern für ihre Familien gut bekannt zu sein pflegt.

Die meist dunkel-blauroten *Naevi teleangiectatici laterales,* auch Naevi flammei oder vinosi genannt, kommen hauptsächlich im Gesicht und an den Extremitäten vor. Das Sturge-Weber-Syndrom ist der Naevus flammeus im Gesicht, typischerweise mit gyrierten Verkalkungen im Gehirn und Glaukom einhergehend. Das Klippel-Trénaunay-Syndrom mit zusätzlich vorhandener Varicosis und Hypertrophie von Weichteilen und Knochen. G. KOCH (1956) z. B. zählt die letzten beiden Krankheitsbilder zu den Phakomatosen, zu denen er im übrigen u. a. die v. Hippel-Lindauschen Angiomatosen, die Neurofibromatose und die tuberöse Sklerose rechnet.

Bisher wurde über folgende Untersuchungen an Zwillingen berichtet:

GALTON führte bereits 1875 in seiner „History of Twins" ein eineiiges Zwillingspaar an, bei dem der Proband einen *varicösen Naevus* so ausgedehnter Art hatte, daß er ein Hindernis beim Gehen bildete, während der Partner erscheinungsfrei war. MEIROWSKY führte 1926 Untersuchungen bei 150 EZ und 150 ZZ durch, das Auftreten eines Naevus flammeus wurde von ihm bei 17 EZ konkordant, bei 31 EZ diskordant, bei 8 ZZ konkordant und bei 41 ZZ diskordant gefunden. SIEMENS wies schon 1929 darauf hin, daß es nicht ganz klar wäre, welche Form von Naevus flammeus MEIROWSKY gemeint hätte. Das so häufige Vorkommen erschien als ungewöhnlich. Den Unnaschen Naevus kann MEIROWSKY nicht gemeint haben, da er kurz vorher über Zwillinge mit diesem Naevus berichtet hatte. Es ist aber durchaus möglich, daß es sich zumindest z. T. um sonstige median gelegene Naevi teleangiectatici handelte. Für eine Zuzählung zu anderen Zwillingsserien erscheinen diese nur tabellarisch erwähnten Fälle nicht geignet. SIEMENS (1953) führte zwei Zwillingspaare (ZZ 4 und ZZ 17) mit diskordantem Auftreten eines Naevus flammeus an.

Über das Vorkommen eines *Klippel-Trénaunay-Syndroms* berichtete LIEBENAM, sie fand ein weibliches EZ-Paar, bei dem der Proband eine linksseitige Knochenhypertrophie mit vermehrtem Längenwachstum und ausgedehnten bräunlichroten Pigmentierungen von der rechten Lendengegend bis zur Zehenspitze hatte. Der Partner war erscheinungsfrei. SACHS (1948) sah ein weibliches zweieiiges Zwillingspaar, bei dem I eine Osteohypertrophie des linken Beines, eine Varicosis, Pigmentanomalien und -naevi und ein linsengroßes Hämangiom hatte; II wies Hämangiome am Hals auf, war sonst außer einem Pigmentfleck am Gesäß erscheinungsfrei. BESSONE (1950) beobachtete ein PZ, bei dem das zweitgeborene Mädchen eine Osteohypertrophie am linken Arm, einen Naevus vasculosus und oberflächliche Venektasien hatte; der Bruder war frei von Hautveränderungen. FEGELER u. Mitarb. (1953) wiesen auf eine Patientin mit ausgedehntem Naevus flammeus, Varicen und Osteohypertrophie am linken Bein hin; der Zwillingsbruder war gesund.

Über die *Sturge-Webersche Krankheit* (Naevus varicosus osteohypertrophicus) bei Zwillingen berichteten MOREL u. Mitarb. (1953). Sie führten ein EZ an mit konkordantem Auftreten eines Trigeminusnaevus. TELLER u. Mitarb. (1953) sahen ein weibliches eineiiges Zwillingspaar mit konkordantem linksseitigem vasculärem Trigeminusnaevus. GRAUL (1953) berichtete von einem männlichen eineiigen Zwilling mit Buphtalmus, Osteohypertrophie, Naevus flammeus systematicus und epileptiformen Anfällen; der Zwillingsbruder war erscheinungsfrei. G. KOCH (1956) stellte bei einem PZ Diskordanz fest.

Eine Zusammenstellung der Literatur über Untersuchungen von 11 Zwillingspaaren mit Naevus teleangiectaticus lateralis enthält Tabelle 31.

Tabelle 31

Nach der Literatur	EZ		ZZ	
	k	d	k	d
Liebenam (1938)	—	1	—	—
Sachs (1948)	—	—	—	1
Bessone (1950)	—	—	—	1
Fegeler (1953)	—	—	—	1
Morel (1953)	1	—	—	—
Teller (1953)	1	—	—	—
Graul (1953)	—	1	—	—
Koch (1956)	—	—	—	1
Galton (1875)	—	1	—	—
Siemens (1953)	—	—	—	2
Insgesamt	2	3	—	6

Unter dem *eigenen Krankengut* fanden sich weitere 7 Zwillingspaare (EZ 71, 77, ZZ 47, PZ 11, 12, 17, 104), die stets diskordantes Auftreten von Naevi teleangiectatici laterales zeigten.

Bei den 3jährigen weiblichen *EZ 71* hatte I einen Unnaschen Naevus am Nakken; II litt seit Geburt an einem M. Klippel-Trénaunay, das gesamte rechte Bein einschließlich der rechten Gesäßhälfte war stark elephantiastisch geschwollen, rötlich livid gefärbt und wies multiple Venektasien auf. Röntgenologisch wurde ein partieller Riesenwuchs der rechten unteren Extremität festgestellt, die Länge des Beins war gegenüber dem linken nicht wesentlich verändert. — Von den 15jährigen männlichen *EZ 77* war I erscheinungsfrei; II hatte einen M. Sturge-Weber im Bereich der linken Gesichtshälfte mit weinroten unregelmäßig konfigurierten Flecken und Übergang auf den weichen Gaumen, linksseitiger Oberkieferdeformation und Anisokorie. — Der zweitgeborene Bruder der 22jährigen *ZZ 47* hatte lateral an der rechten Rückenseite im Bereiche des 6. bis 8. Rippenbogens ein unregelmäßig konfiguriertes rotes Feuermal von 11 cm Länge, sonst hatten er und I kein weiteres Gefäßmal.

Bei den 10jährigen *PZ 11* hatte I an der linken Gesichtsseite einen M. Sturge-Weber, während der männliche Partner frei war. — Der weibliche erstgeborene Proband der 26jährigen *PZ 12* hatte einen N. teleangiectaticus lateralis (N. flammeus), der von der rechten Schulter auf die Brustpartien und den Oberarm überging; der Bruder II war erscheinungsfrei. — Von den 4jährigen *PZ 17* war die Schwester (I) von einem N. teleangiectaticus lateralis an der Innenseite des linken Oberarms mit Übergang auf den Unterarm in z. T. flächenhafter und z. T. fleckenhafter Anordnung befallen; der Bruder hatte kein Gefäßmal. — Der Bruder (II) der 25jährigen *PZ 104* hatte am rechten Oberarm, Unterarm und Handfläche einen N. teleangiectaticus lateralis mit z. T. münzgroßen, z. T. aber auch nur stecknadelkopfgroßen, geradezu purpurartig wirkenden Teleangiektasien, außerdem hatte er einen blaßrosa gefärbten, unregelmäßig konfigurierten, fünfmarkstückgroßen Unna-Naevus am Nacken und ziemlich ausgedehnt essentielle Teleangiektasien am Jochbogenfortsatz unterhalb beider Augen; bei der Schwester (I) waren im 8. Lebensjahr durch die Universitäts-Hautklinik Breslau zwei Blutschwämmchen am Rücken mit Röntgenstrahlen behandelt worden, jetzt Röntgenoderm, sonst ebenfalls Teleangiektasien an den Wangen, wesentlich geringer als bei II, kein medianes oder laterales Gefäßmal.

Faßt man die eigenen Untersuchungen mit denen der Literatur zusammen, so ergibt sich bei bisher 18 untersuchten Zwillingspaaren, daß 2 EZ konkordant, 5 EZ und 11 ZZ diskordant mit Naevi teleangiectatici lateralis bzw. den zu ihnen gezählten Formen des M. Sturge-Weber und M. Klippel-Trénaunay befallen waren. Die Zahl der bisher untersuchten Zwillinge ist noch zu klein, um über die Erblichkeit etwas auszusagen.

Ein nur zur Orientierung errechneter Konkordanzquotient von 28,6%:0% bzw. Diskordanzquotient von 71,4%:100% läßt noch alles offen.

Als *essentielle Teleangiektasien* bezeichnet man im Gegensatz zu den sekundären, die häufig vor allem in Narben u. a. nach Röntgenbestrahlung entstehen, die „primär" auftretenden Teleangiektasien vor allem im Gesicht, aber auch zwischen den Schulterblättern, der Kreuzbeinregion und an den Rippenbögen.

Eine teleangiektatische Wangenröte fand SIEMENS (1929) bei 12 EZ immer konkordant, während von 16 ZZ nur 3 eine übereinstimmende Wangenröte zeigten. SCHOKKING (1931) beobachtete Wangenteleangiektasien bei 6 EZ-Paaren konkordant und 20 ZZ-Paaren diskordant. Unter dem *eigenen Krankengut* waren 17 EZ stets konkordant und bei den ZZ 14 konkordant und 21 diskordant befallen.

Tabelle 32

Nach der Literatur	EZ		ZZ		Insgesamt
	k	d	k	d	
SIEMENS (1929)	12	—	3	13	28
SCHOKKING (1931)	6	– –	—	20	26
Eigene Fälle	17	—	14	21	52
Insgesamt	35	– –	17	54	106
Konkordanzquotient	100%	0%	23,9%	76,1%	

Der Konkordanzquotient von 100%:23,9% spricht in hohem Maße für die Erblichkeit der essentiellen Wangenteleangiektasien.

Der *Naevus araneus* (Spinnen- oder Sternnaevus, sternförmiges Angiom) besteht aus einem hellroten, punktförmigen, oft leicht erhabenen zentralen Gefäßknötchen, von dem spinnenartig Gefäßreiser zentripetal auslaufen. Sie treten in der Pubertät oder schon früher bzw. später auf. Bekannt ist auch das eruptive Auftreten bei Leberkrankheiten.

SIEMENS (1924) sah einen Naevus araneus bei einem EZ-Paar konkordant in ähnlicher Lokalisation, bei 3 weiteren EZ-Paaren diskordant und bei 2 ZZ-Paaren diskordant. SCHOKKING (1931) beobachtete Konkordanz bei 2 EZ, 4 ZZ, Diskordanz bei 9 EZ und 6 ZZ. Unter dem *eigenen Krankengut* wurde Konkordanz bei 1 EZ und 1 ZZ. Diskordanz bei 5 EZ und 16 ZZ festgestellt.

Die Untersuchungen von Zwillingen mit Naevi aranei sprechen bei bisher 50 Zwillingspaaren mit einem Konkordanzquotienten von

19%:17,2% gegen Erblichkeit. SIEMENS nahm 1929 bereits an, daß der einzelne Herd von den Erbanlagen weitgehend unabhängig ist, daß aber die Neigung, überhaupt Naevi aranei zu bilden, mehr oder weniger erblich bedingt ist.

Tabelle 33

Nach der Literatur	EZ		ZZ		Insgesamt
	k	d	k	d	
SIEMENS (1924)	1	3	—	2	6
SCHOKKING (1931)	2	9	4	6	21
Eigene Fälle	1	5	1	16	23
Insgesamt	4	17	5	24	50
Konkordanzquotient	19%	81%	17,2%	82,8%	

Das bekannte sog. *senile Angiom* findet man fast regelmäßig hauptsächlich am Stamm bei Erwachsenen, großteils vom 40. Lebensjahr an. Es sind rubinrote, knopfartig vorspringende Knötchen von Stecknadelkopf- bis Hanfkorngröße. An der Lippenschleimhaut sind sie mehr livid verfärbt. Ihre Genese (Teleangiektasien ? Angiome ?) ist bisher noch umstritten.

SIEMENS (1929) sah ganz vereinzelt derartige Angiome bei eineiigen Zwillingskindern dreimal konkordant mit verschiedener Lokalisation, siebenmal diskordant und bei ZZ elfmal diskordant. SCHOKKING (1931) berichtete über 4 EZ (21-, 24-, 32- und 55jährig) mit Konkordanz und 2 EZ (11-, 22jährig) sowie 1 ZZ (11jährig) mit Diskordanz. Unter dem *eigenen Krankengut* wurden 5 EZ und 8 ZZ mit Konkordanz, 1 EZ und 10 ZZ mit Diskordanz festgestellt.

Tabelle 34

Nach der Literatur	EZ		ZZ		Insgesamt
	k	d	k	d	
SIEMENS (1929)	3	7	—	11	21
SCHOKKING (1931)	4	2	—	1	7
Eigene Fälle	5	1	8	10	24
Insgesamt	12	10	8	22	52
Konkordanzquotient	54,5%	45,5%	26,7%	73,3%	

Die Zahl der bisher untersuchten Zwillinge mit einem Konkordanzquotienten von 54,5%:26,7% könnte einen gewissen Grad der Erblichkeit annehmen lassen, sie ist aber noch sehr klein. SIEMENS (1929) hielt bei einer allerdings noch kleineren Zwillingszahl eine hochgradige Erbbedingtheit für wahrscheinlich. Die umstrittene Pathogenese der senilen Angiome läßt erbbiologisch wie auch bei den Naevi aranei in Erwägung ziehen, ob man sie nicht eher den Angiomen als den Naevi zurechnen müßte.

Bei den *Angiomen* ist Gefäßendothelproliferation histologisch nachweisbar. Sie treten an unterschiedlichsten Körperstellen einzeln oder gehäuft als rote bis blaurote, oberflächlich oder subcutan gelegene Knötchen und Knoten auf, mehr plan, planotuberös oder tuberös. Ihren Namen Blutschwamm haben sie von der Ausdrückbarkeit des Blutes, das bei Nachlassen des Blutes wieder hineinschießt.

Folgende Untersuchungen über Zwillinge liegen bisher vor: v. VERSCHUER u. Mitarb. (1927) sahen bei 1 EZ Konkordanz und bei 2 EZ Diskordanz. CURTIUS u. KORKHAUS (1930) berichteten über 5 EZ und 2 ZZ mit diskordantem Auftreten von Blutschwamm bzw. Naevus vasculosus. SIEMENS wies 1953 auf die Arbeit von SCHOKKING (1931) hin, in der dieser u. a. über 2 EZ und 5 ZZ mit diskordantem Vorhandensein von kleinen Naevi vasculosi bzw. Hämangiomen berichtete. VERSLUYS führte 1934 3 EZ mit Diskordanz und 1 ZZ mit Konkordanz an. BRAUNS (1934) fand bei 1 EZ Konkordanz, bei 1 EZ Diskordanz und bei 2 ZZ Diskordanz von Hämangiomen. SCHILLER (1937) beobachtete bei 1 EZ-Paar konkordantes Bestehen von Blutschwämmen. PFISTER (1937) sah 1 EZ mit Konkordanz und 2 EZ mit Diskordanz bei Hämangiomen. STRUPLER (1947) beobachtete bei 1 EZ Diskordanz. MELSOM (1945) fand 1 EZ, bei dem nur ein Partner ein Hämangioma cavernosum hatte. FRANCESCHETTI u. Mitarb. (1949) teilten das konkordante Bestehen von tuberösen Angiomen bei 2 EZ-Paaren mit. TIEDEMANN (1951) führte 2 EZ mit Konkordanz und 5 ZZ mit Diskordanz an. SIEMENS (1953) bemerkte unter seinem Krankengut 1 EZ mit Konkordanz, 5 EZ mit Diskordanz, 1 ZZ mit Konkordanz und 9 ZZ mit Diskordanz. TOBIAS (1958) sah wiederum Konkordanz eines kavernösen Angioms bei 1 EZ-Paar.

Tabelle 35

Nach der Literatur	E A	EZ k	EZ d	ZZ k	ZZ d	Insgesamt
v. VERSCHUER (1927)	A	1	2	—	—	3
CURTIUS (1930)	A	—	5	—	2	7
SCHOKKING (1931)	A	—	2	—	5	7
VERSLUYS (1934)	A	—	3	1	—	4
BRAUNS (1934)	A	1	1	—	2	4
SCHILLER (1937)	A	1	—	—	—	1
PFISTER (1937)	A	1	2	—	—	3
MELSOM (1945)	A	—	1	—	—	1
STRUPLER (1947)	A	—	1	—	—	1
FRANCESCHETTI (1949)	E	2	—	—	—	2
TIEDEMANN (1951)	A	2	—	—	5	7
SIEMENS (1953)	A	1	5	1	9	16
TOBIAS (1958)	E	1	—	—	—	1
Insgesamt		10	22	2	23	57
Konkordanzquotient		31,2%	68,8%	8%	92%	

Es muß wohl darauf hingewiesen werden, daß die morphologischen Beschreibungen der in der Literatur angeführten Krankheitsbilder nicht

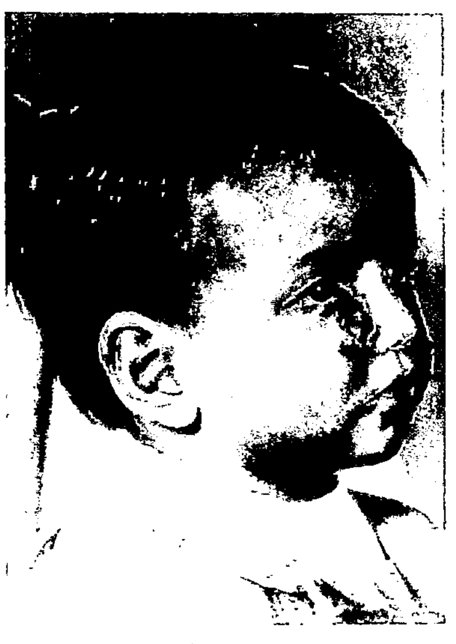
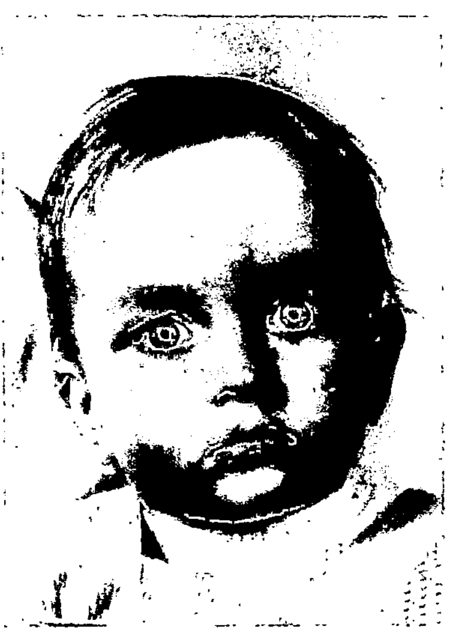

Abb. 11. Haemangioma cavernosum, diskordant bei EZ 12, I (links) erscheinungsfrei; II kirschgroßes Angiom am rechten Unterkieferwinkel

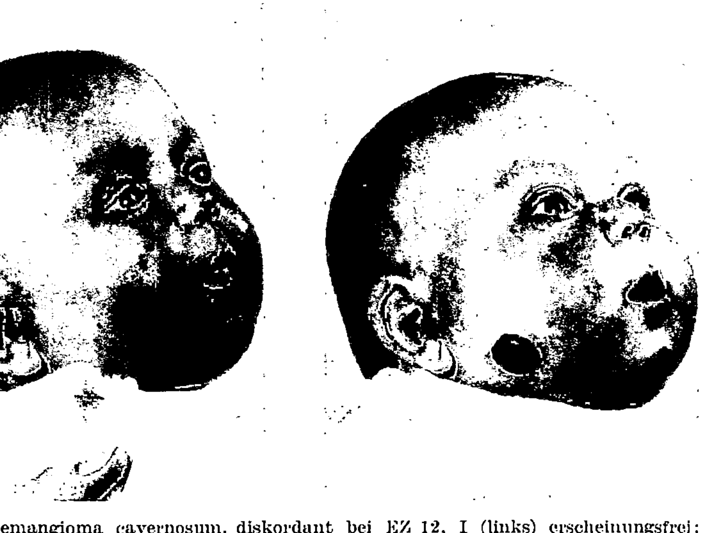

Abb. 12. Haemangioma cavernosum, diskordant bei ZZ 96, I (links) frei; II in Rückbildung befindliches Angiom am rechten Augen-Nasen-Winkel

immer eindeutig waren. Einzelfälle sind die von FRANCESCHETTI und die von TOBIAS, die übrigen gehören mehr oder weniger größeren auslesefreien Serien an. SIEMENS sah seinen eigenen konkordanten EZ-Fall und den ersten von TIEDEMANN als nicht auslesefrei an. Mit all diesen gerade erwähnten Vorbehalten weisen die bisherigen Zwillingsuntersuchungen mit einem Konkordanzquotienten von 31,2%:8% nicht in ausreichendem Maße auf eine Erblichkeit der Angiome hin.

Unter dem *eigenen Zwillingsgut* wurden 2 EZ (7, 61), 4 ZZ (3, 85, 86, 113) und 2 PZ (9, 29) mit konkordantem und sonst 17 EZ, 22 ZZ und 25 PZ mit diskordantem Auftreten überwiegend kavernöser, vereinzelt aber auch plano-tuberöser Hämangiome beobachtet.

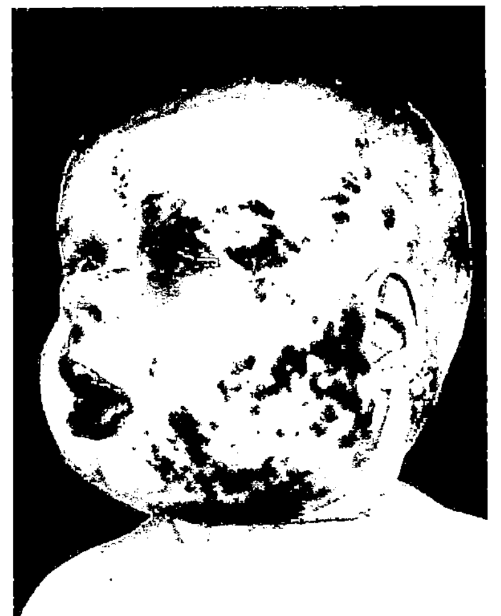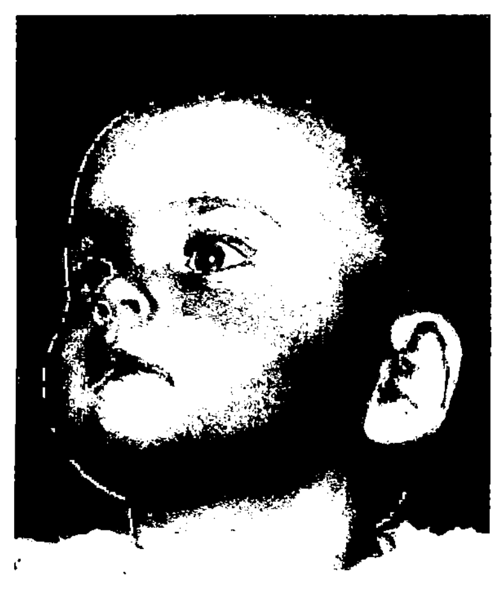

Abb. 13. Haemangioma cavernosum, diskordant bei PZ 2, I (links) frei; II (rechts) ausgedehntes kavernöses Angiom an der linken Stirn- und Gesichtshälfte

Eine Zusammenfassung der eigenen Ergebnisse mit denen der Literatur ergibt folgendes:

Tabelle 36

	EZ			ZZ			Ins-gesamt
	n	k	d	n	k	d	
Literatur	32	10	22	25	2	23	57
Quotient	100%	31,2%	68,8%	100%	8%	92%	
Eigene Fälle	19	2	17	53	6	47	72
Quotient	100%	10,5%	89,5%	100%	11,3%	88,7%	
Insgesamt	51	12	39	78	8	70	129
Quotient	100%	23,5%	76,5%	100%	10,3%	89,7%	

Bei bisher 129 untersuchten Zwillingspaaren beträgt der Konkordanzquotient 23,5:10,3%. Dies und vor allem der Quotient von 10,5%:11,3%

der eigenen auslesefreien Serie spricht gegen die Erblichkeit der plano-
tuberösen bzw. kavernösen Angiome.

Gerade bei den Gefäßmälern und Angiomen war es schon immer ein
besonderes Problem, sie klinisch und erbbiologisch zu trennen. So schrieb
z. B. MEIROWSKY (1924): „Es ist und bleibt eine Ungeheuerlichkeit,
einen Naevus vasculosus im Nacken als idiotypisch und dasselbe Gebilde
an einer anderen Stelle desselben Individuums als paratypisch zu be-
zeichnen". Ferner wies er darauf hin, daß nach den Angaben von SIE-
MENS in dessen „Zwillingspathologie" Angiome nicht erblich, bei den
„Angiömchen" eine erbliche Disposition möglich, bei den Naevi aranei
erbliche Disposition nicht unwahrscheinlich, die Wangenteleangiektasien
erblich bedingt und die Unnaschen Feuermäler erblich sein sollen. „Wir
finden also eine Skala von vollendeter Nichterblichkeit, über die nicht
unwahrscheinliche Disposition zur „entscheidenden". Rolle der Erbanlagen." Annähernd 25 Jahre später schrieb dann TIEDEMANN: „Die
Auffassung, daß es sich beim Naevus flammeus, dem Haemangioma
simplex und dem cavernösen Hämangiom vielmehr um fließende Über-
gänge handelt, drängt sich einem ja schon rein klinisch auf." Er hielt diese
drei Formen für „verschiedene Expressivitätsgrade ein und derselben
Erbkrankheit". SIEMENS hat sowohl 1924/25 gegen die Auffassungen von
MEIROWSKY wie 1953 gegen die von TIEDEMANN schärfsten Einspruch
erhoben. „Daß die „Navei vasculosi" eine nosologisch und ätiologisch
einheitliche Krankheit bilden, ist . . . auf alle Fälle unrichtig."

Faßt man die bisherigen und eigenen Ergebnisse der Untersuchungen
von Zwillingen mit Gefäßnaevi und Gefäßgeschwülsten besonders zusammen, so ergibt sich:

Tabelle 37

	EZ			ZZ			Ins-gesamt
	n	k	d	n	k	d	
N. teleangiec-tatici mediani	121 100%	116 95,9%	5 4,1%	156 100%	76 48,7%	80 51,3%	277
N. teleangiec-tatici laterales	7 100%	2 28,6%	5 71,4%	11 100%	— 0%	11 100%	18
Essentielle Tele-angiektasien	35 100%	35 100%	— 0%	71 100%	17 23,9%	54 76,1%	106
N. aranei	21 100%	4 19%	17 81%	29 100%	5 17,2%	24 82,8%	50
Senile Angiome	22 100%	12 54,5%	10 45,5%	30 100%	8 26,7%	22 73,3%	52
Kavernöse Angiome	51 100%	12 23,5%	39 76,5%	78 100%	8 10,3%	70 89,7%	129

Bezüglich der Erblichkeit oder des Grades der Erblichkeit zeigen sich sehr wesentliche Unterschiede: Erblichkeit in hohem Maße besteht für die essentiellen Teleangiektasien (100%:23,9%) und für die medianen Naevi teleangiectatici (95,9%:48,7%), eine gewisse erbliche Disposition kann bei den senilen Angiomen vorliegen (54,5%:26,7%). Als nicht erblich sind anzusehen die kavernösen Angiome (23,5%:10,3%), die Naevi aranei (20,0%:17,9%) und zunächst die lateralen Naevi teleangiectatici (28,6%:0%). Bereits diese beachtlichen Konkordanzquotientenunterschiede überwiegend größerer Serien mit 277, 129, 106, 52, 50 und 18 Zwillingspaaren lassen berechtigte Zweifel aufkommen, daß es sich bei den sechs genannten Hautgefäßkrankheiten um eine Krankheitseinheit handeln sollte.

Es wurde bei dem eigenen Zwillingsgut nun darauf geachtet, ob zwischen den einzelnen genannten Hautanomalien gewisse Korrelationen bestünden. Man könnte zu einer Erhöhung der Zahl konkordanter Fälle kommen, wenn man z. B. bei dem Probanden ein kavernöses Angiom und bei dem Partner einen Unnaschen Naevus findet und dies dann als Konkordanz ansieht. Bei den 72 eigenen Probanden mit Angiomen wurden bei den Partnern in folgender Häufigkeit weitere Gefäßmals- oder Gefäßgeschwulstformen gefunden:

Tabelle 38

Ausgangszahl	19 EZ		53 ZZ	
	k	d	k	d
Kavernöse Angiome	2	17	6	47
Konkordanzquotient	10,5%	89,5%	11,3%	88,7%
N. teleangiectatici mediani	6	13	17	36
N. teleangiectatici laterales	—	—	—	—
Essentielle Teleangiektasien	7	12	18	35
Senile Angiome	—	—	—	—
N. aranei	—	—	—	—
Konkordanzquotient	36,8%	63,2%	34%	66%

Es nimmt somit zunächst tatsächlich die Zahl der konkordanten Fälle zu, d. h. z. B. bei vier Zwillingspaaren hatte der Proband ein kavernöses Angiom und sein Partner zwar kein Angiom, aber einen N. teleangiectaticus medianus. Trotz dieser Zunahme konkordanter Fälle hat sich der Konkordanzquotient mit 36,8%:34% zu den bisherigen von 10,5%:11,3% nicht wesentlich geändert. Es nimmt eben die Zahl konkordanter Fälle bei den EZ genau so zu wie bei den ZZ.

Es darf natürlich nicht übersehen werden und ist *grundsätzlich wichtig*, daß der Unna-Naevus und die senilen Angiome überwiegend altersgebundene Krankheiten sind. Bei einem vierjährigen Kind, das in diesem Alter keinen Unna-Naevus hat und somit diskordant gegenüber einem Probanden mit Angiom wäre, könnte im Erwachsenenalter ein seniles Angiom auftreten und es läge dann dem Probanden mit dem Angiom gegenüber Konkordanz vor. Aber dieses Problem besteht letzten Endes für die meisten der in dieser Arbeit besprochenen Krankheiten, nämlich, daß ein bisher diskordantes Paar durch spätere Erkrankung des jetzt noch gesunden Partners konkordantes Auftreten eines Leidens zeigt. Als noch wichtiger erscheint aber auch die Häufigkeit bestimmter Krankheiten an und für sich und der Umstand, daß hier besonders häufige Krankheiten, nämlich der Unna-Naevus und die essentiellen Teleangiektasien erblich bedingte Krankheiten sind. Eine Zusammenfassung von Erbkrankheiten mit anderen Hautleiden, deren Erblichkeit man ja erst beweisen will, verwischt natürlich die Relationen. Geht man daher von den erblichen Naevi teleangiectatici mediani (Unna-Naevus) aus, so ergibt sich folgendes:

Tabelle 39

Ausgangszahl	23 EZ		67 ZZ	
	k	d	k	d
N. teleangiectatici mediani	22	1	23	44
Konkordanzquotient	95,7%	4,3%	34,3%	65,7%
Sonstige Formen	22	1	32	35
Konkordanzquotient	95,7%	4,3%	47,8%	52,2%

Der hohe Anteil von 22 konkordant befallenen EZ von insgesamt 23 EZ ließ nur bei dem einzigen diskordanten Paar erwarten, daß durch Vorkommen eines anderen Gefäßmals oder Angioms nun doch eine Konkordanz zum Probanden mit dem Unna-Naevus entstehen könnte. Dies war aber nicht der Fall, eine wesentliche Verschiebung des Konkordanzverhältnisses bei den EZ hätte es aber auch nicht bedeutet. Bei den ZZ, bei denen die Zahl der diskordant aufgetretenen Unna-Naevi überwog, veränderte sich das Verhältnis von konkordanten zu diskordanten Paaren auf einen Quotienten von 47,8%:52,2% bzw. veränderte sich der Konkordanzquotient von 95,7%:34,3% auf 95,7%:47,8%. Es ist dies aber keine wesentliche Verschiebung und wohl keineswegs ein Beweis, daß diese anderen hinzugenommenen Gefäßmals- oder Gefäßgeschwulstformen erblich seien.

Wenn man bei den hier besprochenen Formen der Gefäßmale und -geschwülste überhaupt eine Zusammenfassung in Erwägung zieht, dann könnte man die Naevi teleangiectatici mediani und die essentiellen Teleangiektasien als eine Gruppe erblicher Teleangiektasien ansehen. Die kavernösen Angiome sind nicht erblich, zu ihnen könnte man die Naevi aranei fügen, die man ja auch als sternförmige Angiome bezeichnet. Die

Pathogenese der senilen Angiome ist, wie erwähnt, noch umstritten, man könnte sie sowohl zu den Angiomen wie auch zu den Teleangiektasien zählen, auch erbbiologisch nehmen sie eine gewisse Zwischenstellung ein. Die Zahl lateraler Gefäßmale ist für den Nachweis der Erblichkeit noch zu klein.

Auf jeden Fall erscheint es zunächst weiter unbedingt erforderlich, klinisch die einzelnen Formen von Gefäßmalen und gutartigen Gefäßgeschwülsten voneinander zu trennen und über eine Zusammenfassung der Naevi teleangiectatici mediani und der essentiellen Teleangiektasien als erbliche Teleangiektasien nicht hinauszugehen.

17. Keratosen

Als Keratosen fanden sich unter dem eigenen Zwillingsgut Ichthyosis vulgaris und Keratosis follicularis.

Bei der *Ichthyosis vulgaris* liegt eine übermäßige Verhornung und Trockenheit der Haut vor bei verminderter Talg- und Schweißabsonderung. Die Verhornung kann sehr unterschiedlich intensiv sein und ist bevorzugt an den Streckseiten der Extremitäten, besonders der Ellbogen, Knie und Unterschenkel und auch an den unteren Teilen des Rumpfes zu finden. Die Gelenkbeugen sind stets frei. Handflächen und Fußsohlen sind meist wenig beteiligt, das Gesicht ist bei geringgradiger Form kaum befallen. Je nach Grad der Verhornung unterscheidet man I. simplex, I. serpentina und I. hystrix.

Die Ichthyosis vulgaris gilt seit langem als Typ einer Erbkrankheit der Haut, über Zwillinge mit Ichthyosis vulgaris liegen bisher folgende Untersuchungen vor:

SIEMENS (1924) sah zwei EZ-Paare (15- und 12jährige Mädchen) mit ausgesprochener Ichthyosis gleichen Grades bzw. leichtem ichthyotischen Zustand bei beiden. Ein weiteres konkordant befallenes EZ-Paar beschrieben CLARK u. Mitarb. (1926). Bei weiteren drei Zwillingspaaren lag zwar ebenfalls konkordant oder diskordant eine Ichthyosis vulgaris vor, Angaben bezüglich der Eiigkeitsdiagnose fehlen aber (MÖLLER, HELLER, DE LINERA). Die von SIEMENS 1924 bzw. 1929 angeführten abortiven Formen der Ichthyosis sollen hier nicht berücksichtigt werden, da zumindest damals noch nicht feststand, ob man sie wegen der eher dominanten als rezessiven Erbbedingtheit mehr als Ichthyosis vulgaris oder als eine eigene Unterform der Ichthyosis congenita auffassen sollte. SCHILLER (1937) stellte bei einem ZZ-Paar Diskordanz und VOGEL (1956) bei einem EZ-Paar Konkordanz fest.

Unter dem *eigenen Krankengut* waren die *4 EZ 23, 24, 25, 89* konkordant mit einer Ichthyosis vulgaris befallen, wobei von besonderem Interesse war, daß bei 3 dieser 4 Paare auch konkordant eine Neurodermitis bestand. Bei den weiblichen 28jährigen *ZZ 28* war nur II mit einer Ichthyosis vulgaris, allerdings auch wieder gleichzeitig von einer Neurodermitis befallen; I hatte weder Ichthyosis noch Neurodermitis. Bei den weiblichen 14jährigen *ZZ 114* hatten wiederum beide Zwillinge konkordant Ichthyosis vulgaris und Neurodermitis. Ein weiteres diskordantes ZZ-Paar waren die 22jährigen weiblichen *ZZ 56*, von denen nur II eine

Ichthyosis vulgaris ohne Neurodermitis hatte. Unter den *PZ 33* war diskordant der weibliche Partner und bei den *PZ 57* diskordant der männliche Partner befallen, eine Neurodermitis lag nicht vor.

Tabelle 40

Nach der Literatur	E A	EZ		ZZ		Insgesamt
		k	d	k	d	
Siemens (1924)	A	2	—	—	—	2
Clark (1926)	A	1	—	—	—	1
Schiller (1937)	A	—	—	—	1	1
Vogel (1956)	E	1	—	—	—	1
Eigene Fälle		4	—	1	4	9
Insgesamt		8	—	1	5	14

Die nur kleine Zahl der untersuchten Zwillinge weist auf einen wesentlichen Einfluß erblicher Faktoren für die Ätiologie der Ichthyosis vulgaris hin.

Die *Keratosis follicularis*, besser bekannt als Lichen pilaris ist außerordentlich häufig. Sie tritt in Form stecknadelkopfgroßer, bläulich-roter, an der Spitze verhornter kleiner Knötchen an den Follikeln hauptsächlich der Streckseiten der Oberarme, Unterschenkel sowie am Gesäß auf. Man findet den Lichen pilaris meist als Nebenbefund, bei jungen Mädchen wohl bevorzugt, sonst im Kindesalter und im 2.—3. Lebensjahrzehnt.

Über Zwillingsuntersuchungen berichtete vor allem Siemens (1929). Er sah von 35 EZ 6 übereinstimmend stark, 25 übereinstimmend schwach befallen und 4 EZ-Paare, die an der Grenze der Behaftung standen, wiesen graduelle Unterschiede auf. In Form und Lokalisation der Follikelverhornungen waren sich die eineiigen Zwillinge hochgradig ähnlich. Von 26 ZZ waren nur zwei Paare übereinstimmend behaftet, zehnmal war ein Zwilling stark, der andere schwach behaftet, nur achtmal war ein Partner schwach und sechsmal war ein Partner stark befallen. Siemens sah somit bei EZ ein Verhältnis von Konkordanz zur Diskordanz von 31:4 und bei den ZZ von 2:24. Er geht daher davon aus, daß nicht nur das Vorhandensein oder Fehlen der Keratosis follicularis, sondern auch Form und Lokalisation übereinstimmen. Siemens folgerte aus seinen Untersuchungen nicht nur eine hochgradige Erbbedingtheit der Keratosis follicularis, sondern nimmt gleichzeitig auch — ähnlich wie bei den Epheliden — polyide Bedingtheit an, da bei einfacher Dominanz zweieiige Zwillinge ja viel häufiger übereinstimmen müßten. Wenn man die Konkordanz aber nur nach dem Auftreten oder Fehlen berechnen würde, so ergibt sich bei den 35 EZ ein Verhältnis von 35:0 und bei den 26 ZZ ein Verhältnis von 12:14. Weitere Untersuchungen einer nur kleinen Zahl von Zwillingen mit Keratosis follicularis sind bei Weitz, Curtius und Brauns erwähnt.

Im *eigenen Krankengut* von 107 Zwillingspaaren waren 27 EZ und 35 ZZ konkordant sowie 45 ZZ diskordant befallen. Bei den EZ bestand überwiegend gute Übereinstimmung in Lokalisation und Form, während bei den konkordanten ZZ häufig beträchtliche Unterschiede vorlagen. Eine Zusammenfassung der Serie von SIEMENS mit der eigenen ergibt folgendes:

Tabelle 41

Nach der Literatur	EZ			ZZ			Ins-gesamt
	n	k	d	n	k	d	
SIEMENS (1929)	35	35	—	26	12	14	61
Eigene Fälle	27	27	—	80	35	45	107
Insgesamt	62	62	—	106	47	59	168
Konkordanzquotient		100%	0%		44,3%	55,7%	

Wenn man der Berechnung des Konkordanzquotienten lediglich das Vorhandensein oder das Fehlen der Keratosis follicularis zugrunde legt, so findet man einen Quotienten von 100%:44,3%, der in hohem Maße auf die Erblichkeit hinweist.

18. Krankheiten der Schweißdrüsen

Bei den Zwillingen des eigenen Krankengutes wurde *Hyperidrosis* beobachtet.

Für erbliche Einflüsse vor allem bei der Hyperidrosis palmo-plantaris sprechen die bisherigen Zwillingsuntersuchungen:

SIEMENS (1924) fand die Hyperidrosis bei 3 EZ stets konkordant, bei 3 ZZ zweimal diskordant. Die normalen Variationen von Trockenheit und leichter Feuchtigkeit zeigten bei weiteren 32 EZ volle Übereinstimmung und nur bei einem Paar geringe Differenz, während unter 20 ZZ sich 9 befanden, von denen der eine Zwilling trokkene, der andere leicht feuchte Hände hatte. SIEMENS fügt hier auch Zwillinge ein mit trockenen Händen, die also keine Hyperidrosis, wohl aber gleichmäßige, herabgesetzte Schweißdrüsentätigkeit hatten. Berücksichtigt man nur die Zwillinge mit Hyperidrosis, so ergibt sich folgendes: 14 EZ konkordant, 1 EZ diskordant, 8 ZZ konkordant und 11 ZZ diskordant. Ferner berichteten LORINCZ u. GRAUER (1956) über Konkordanz bei einem EZ.

Die Zwillinge des *eigenen Beobachtungsgutes* wurden auf Hyperidrosis manuum bzw. auf vermehrte Feuchtigkeit der Hände untersucht. Bei insgesamt 128 Paaren wurde bei 36 EZ und bei 52 ZZ Konkordanz und bei 1 EZ und 39 ZZ Diskordanz der Hyperidrosis bzw. des Feuchtigkeitsgehaltes der Hände gesehen. Der Konkordanzquotient betrug 97,3% zu 57,1%.

Die Zusammenfassung der eigenen Untersuchungen mit der Serie von SIEMENS ist in Tabelle 42 dargestellt.

Tabelle 42

	EZ			ZZ			Ins-gesamt
	n	k	d	n	k	d	
Siemens (1924)	15	14	1	19	8	11	34
Eigene Fälle	37	36	1	91	52	39	128
Insgesamt	52	50	2	110	60	50	162
Konkordanzquotient	100%	96.2%	3,8%	100%	54,5%	45.5%	

Nach dieser Zusammenstellung ist die Hyperidrosis manuum et pedum in hohem Maße erblich bedingt.

19. Krankheiten der Talgdrüsen

Beim eigenen Zwillingsgut hatten Seborrhoe und Acne vulgaris bestanden.

Als *Seborrhoe* bezeichnet man die übermäßige Absonderung von Hauttalg, wie sie besonders an Stellen vermehrten Vorkommens von Talgdrüsen, vor allem im Gesicht und am behaarten Kopf, aber auch an Brust, Rücken und Genitalgegend auftritt. Häufiger als die rein ölige Absonderung, die sog. Seborrhoea oleosa, wie sie nur bei einem kleineren Teil der Fälle vorkommt, ist die Seborrhoea *sicca* mit feiner, kleieförmiger Schuppenbildung (auch Pityriasis sicca genannt). Nur höhere Grade der Seborrhoe können als pathologisch gelten, an sich ist sie mit Beginn der Pubertät ein weitgehend physiologischer Zustand. Als pathologische Entwicklungsformen der Seborrhoe sind das seborrhoische Ekzem, über das bei den erythematosquamösen Dermatosen berichtet wurde und die Alopecia seborrhoica, die bei den Krankheiten der Haare angeführt wird, anzusehen.

Angaben über Untersuchungen von Zwillingen mit Seborrhoea bzw. Pityriasis sicca capitis liegen bei Schokking vor. Er beobachtete Konkordanz bei 8 EZ sowie 4 ZZ und Diskordanz bei 4 ZZ. Unter dem *eigenen Krankengut* wurde bei 35 EZ Konkordanz, 1 EZ Diskordanz, 104 ZZ Konkordanz und 13 ZZ Diskordanz gefunden.

Tabelle 43

	EZ			ZZ			Ins-gesamt
	n	k	d	n	k	d	
Schokking (1931)	8	8	—	8	4	4	16
Eigene Fälle	36	35	1	117	104	13	153
Insgesamt	44	43	1	125	108	17	169
Konkordanzquotient	100%	97,7%	2,3%	100%	86,4%	13,6%	

Bei den EZ lag in höherem Maße Übereinstimmung in Dauer, Ausdehnung und Intensität der Kopfschuppung vor als bei den ZZ. Der Konkordanzquotient von 97,7%:86,4% läßt erbliche Einflüsse bei der Seborrhoea sicca capitis als möglich erscheinen.

Die *Acne vulgaris* ist bekanntlich eine im jugendlichen Alter überwiegend mit Beginn der Geschlechtsreife auftretende Erkrankung der Talgdrüsen mit bevorzugter Lokalisation im Gesicht und am Rücken. Charakteristische Efflorescenzen

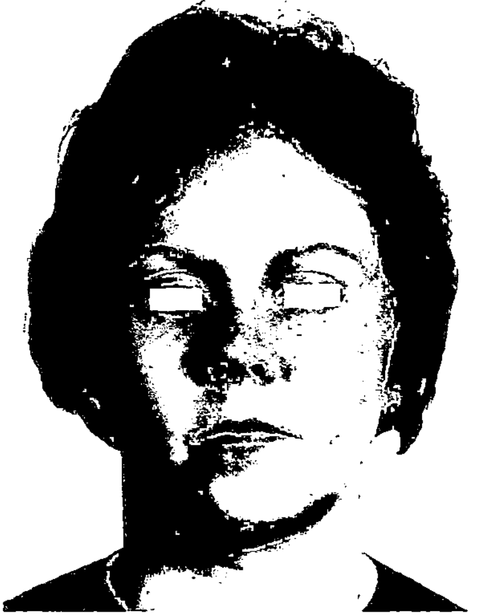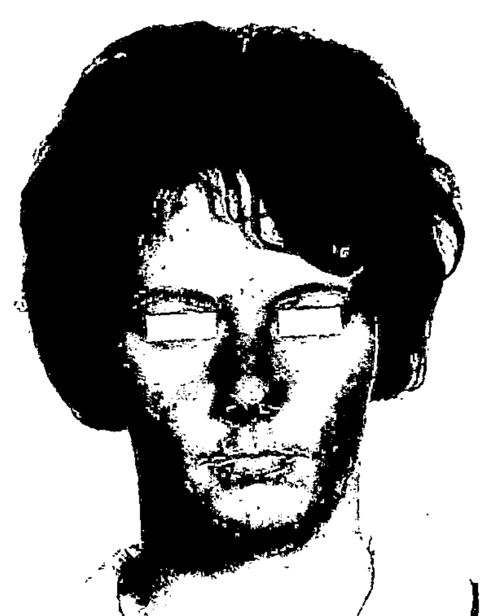

Abb. 14. EZ 29 I (links), II (rechts) mit in Lokalisation und Ausdehnung konkordanter Acne vulgaris, vor allem an der Stirn

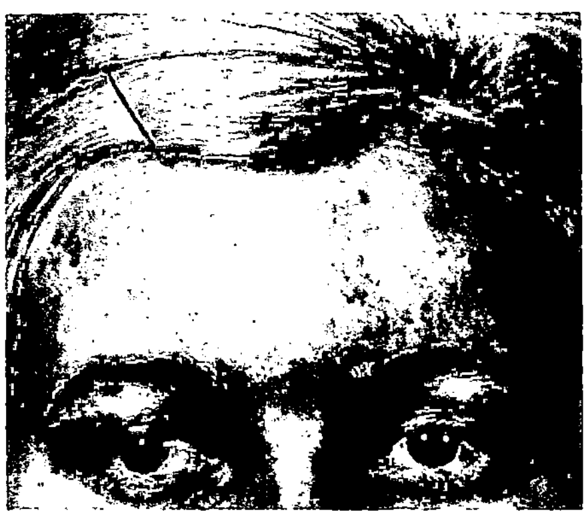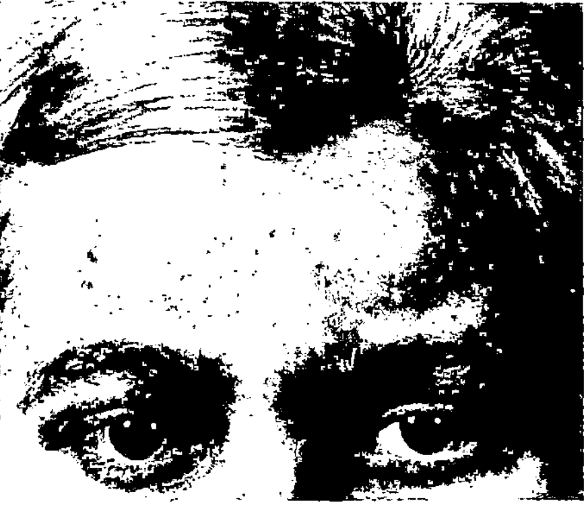

Abb. 15. Acne vulgaris diskordant bei ZZ 82: I (links) Knötchen, Pusteln, Närbchen, Komedonen, vor allem an Stirn und Wangen; II (rechts) erscheinungsfrei

sind Komedonen, follikuläre Papeln, Pusteln und Narben, es können aber auch furunkuloide Knoten und kleine Abszesse auftreten. Je nach Überwiegen der einen oder anderen Efflorescenzen spricht man von Komedonen-Acne, papulöser, pustulöser oder indurativer Acne. Als weitere mit der Acne nicht ohne weiteres zu identifizierende Formen können angesehen werden die Öl-Acne, die Arznei-Acne nach Brom-, Jod- und z. B. Cortison-Präparaten, die Acne conglobata und die Folliculitis (Acne) sclerotisans nuchae.

Folgende Angaben über Untersuchungen von Zwillingen mit Acne vulgaris liegen bisher vor:

WEITZ beschrieb 1924 ein männliches EZ-Paar mit konkordantem Auftreten von zahlreichen Komedonen- und Acne-Knötchen. SIEMENS berichtete 1926 über 28 EZ und 6 ZZ. Gemeinsam mit 14 weiteren Fällen (8 EZ, 6 ZZ), die er bereits 1924 anführte, fand er bei sämtlichen 36 EZ Konkordanz, während bei 12 ZZ 8 Paare diskordant befallen waren, wobei besonders auffiel, daß die EZ eine auffallende Übereinstimmung und die ZZ eine starke Verschiedenheit des Befalles aufwiesen. CLARK u. STIBBENS (1926) sahen 1 EZ mit Konkordanz. CURTIUS u. KORKHAUS (1930) sahen ein EZ-Paar mit Diskordanz und ein ZZ-Paar mit Konkordanz. SCHOK-KING (1931) beobachtete 15 EZ mit Konkordanz und bei 15 ZZ 7 mit Konkordanz und 8 mit Diskordanz. PUSEY u. RATTNER (1934) führten 1 EZ mit diskordantem Auftreten der Acne vulgaris und SPAICH u. OSTERTAG (1936) 1 EZ-Paar mit Konkordanz an. SCHILLER (1937) berichtete über 2 EZ, MELSOM (1945) und GEDDA (1951) über je 1 EZ-Paar mit Konkordanz. Acne indurata bzw. Acné vermoulante sahen HAZEN (1946) bzw. PENA (1933) bei je 1 EZ-Paar konkordant.

Unter dem *eigenen Krankengut* fanden sich 136 Zwillingspaare, bei denen entweder ein oder beide Partner mit einer Acne vulgaris behaftet waren.

Tabelle 44

	EZ			ZZ			Ins-gesamt
	n	k	d	n	k	d	
Eigene Fälle	33	33	—	103	59	44	136
Konkordanzquotient	100%	100%	0%	100%	57,3%	42,7%	
Literatur	62	60	2	28	12	16	90
Konkordanzquotient	100%	96.8%	3,2%	100%	42,9%	57.1%	
Insgesamt	95	93	2	131	71	60	226
Konkordanzquotient	100%	97.9%	2,1%	100%	54.2%	45.8%	

Ähnlich wie schon von SIEMENS festgestellt, wurden bei den eigenen EZ weitgehende Übereinstimmung bezüglich Lokalisation, Verlauf und Grad der Acne vulgaris gesehen, während sich bei den ZZ große Unterschiede zeigten. Man kann somit nach Zusammenstellung der Untersuchung von 226 Zwillingspaaren bei einem Konkordanzquotienten von 97,9% : 54,2% die von SIEMENS bereits 1929 geäußerte Auffassung nur ergänzen: „Die hochgradige Erbbedingtheit der Acne vulgaris ist jetzt also durch die statistischen Zwillingsbefunde gesichert."

20. Haarkrankheiten

Im eigenen Krankengut kamen zur Beobachtung: Alopecia seborrhoica, Alopecia symptomatica, Alopecia areata, Hypertrichosis und Canities praematura.

Die *Alopecia seborrhoica* beginnt meist in der Pubertät, wobei Grade und Formen (insbesondere auch nach dem Geschlecht) sehr verschieden sein können. Sie ist, bei Männern, die Grundlage der Glatzenbildung. Die Alopecia seborrhoica geht entweder mit feiner trockener Schuppenbildung oder mit stärker fettigen Schuppen einher.

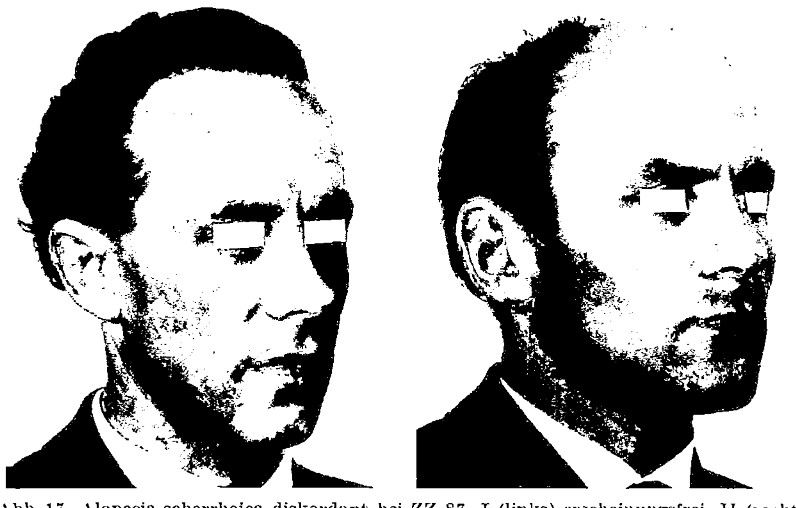

Abb. 16. Alopecia seborrhoica konkordant bei I und II (rechts) der EZ 82

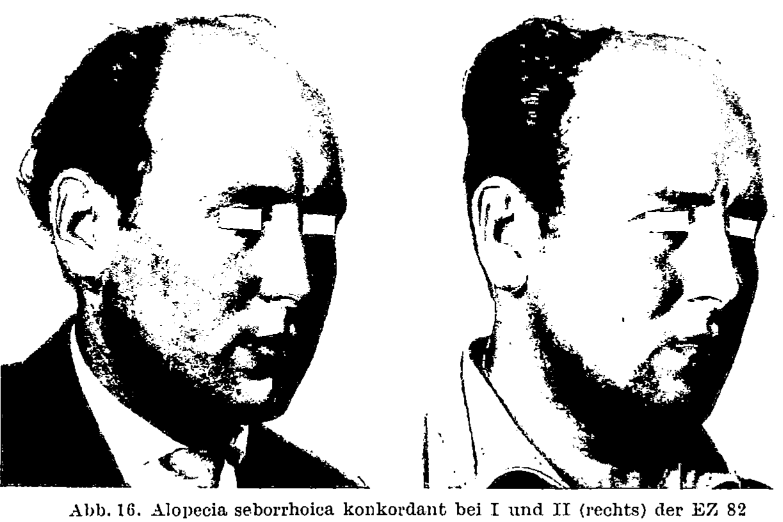

Abb. 17. Alopecia seborrhoica diskordant bei ZZ 87, I (links) erscheinungsfrei, II (rechts) Haarausfall an Stirn- und Scheitelbein

Unter den Zwillingen der *eigenen Beobachtungen* fanden sich 3 EZ (52, 76, 82) mit einer Alopecia seborrhoica, die bei beiden Partnern bezüglich Schuppung, Haardichte und Anordnung des Haarausfalls weitgehend übereinstimmte. Bei 4 ZZ (52, 77, 82, 89) bestand ebenfalls bei beiden Partnern ein seborrhoischer Haarausfall, er war aber sehr unterschiedlich. 4 ZZ (69, 71, 87, 109) und 5 PZ (35, 39, 59, 66, 110) waren diskordant befallen, die Partner von ZZ 69, 71, 87 und PZ 39, 66 und 110 hatten aber eine Seborrhoea sicca capitis. Bei den PZ litten natürlich die männlichen Probanden an der Alopecia seborrhoica und die weiblichen Partner waren frei, diese sind daher in der folgenden Tabelle in Klammern angeführt.

Tabelle 45

EZ		ZZ		
k	d	k	d	
3	—	4	4	(5)

Die bisher nur kleine Zahl untersuchter Zwillinge weist auf Erblichkeit der Alopecia seborrhoica hin.

Die *Alopecia symptomatica diffusa* kommt besonders nach Infektionskrankheiten (wie z. B. Scharlach, Typhus, Grippe, Erysipel), nach fieberhaftem Wochenbett, nach Operationen, nach Thalliumvergiftung, bei Hyperthyreosen u. a. m. vor. Unter den *eigenen Untersuchten* fand sich Konkordanz bei den ZZ 67 und Diskordanz bei den ZZ 77.

Bei der *Alopecia areata* handelt es sich um kahle Flecke in einem beliebigen Abschnitt der Kopfhaut, in dem ohne irgendwelche vorhergehende Erscheinungen die Haare büschelweise und meist ziemlich plötzlich ausfallen. Die kahlen Flecke sind zunächst münzgroß, verhältnismäßig scharf begrenzt und haben eine runde oder ovale Form. Manchmal tritt nur ein einziger Herd auf, der bereits nach wenigen Wochen wieder abheilt. Oftmals liegen aber auch mehrere kahle Stellen vor, die sich vergrößern und Monate bis Jahre bestehen bleiben können. Der Haarausfall kann sich sowohl auf die gesamte Kopfhaut als auch auf das Haar des sonstigen Körpers ausdehnen. Im letzten Fall spricht man von einer Alopecia areata totalis. Als Alopecia maligna bezeichnet man Formen mit Bestehenbleiben der Kahlheit auf Dauer. Die Ätiologie ist unbekannt, psychische Insulte, endokrine Störungen, fokale Infekte können mitbeeinflussend sein.

In der Literatur wurde bisher über 9 Zwillingspaare berichtet, bei 8 EZ trat die Alopecia areata konkordant (BRUNSTING, CLARK u. Mitarb., FISCHER, GEDDA u. Mitarb., HENDREN, MARGAROT u. Mitarb., TURNACLIFF, WEIDMAN), bei 1 EZ-Paar diskordant auf (MELSOM). Es muß aber beachtet werden, daß es sich bei 7 konkordanten Paaren um Einzelkasuistik handelte, während das einzige diskordante Paar in einer auslesefreien Serie angeführt wurde. Berichte von ZINSSER konnten hier nicht weiter berücksichtigt werden, da Angaben über die Eiigkeitsdiagnose fehlen.

Unter den Zwillingen des *eigenen Krankengutes* fanden sich 9 Probanden mit einem kreisförmigen Haarausfall. Bei den EZ 36 und 40 sowie bei den ZZ 44, 48, 69, 79 und den PZ 90, 121 lag Diskordanz und bei den ZZ 45 Konkordanz vor.

Bei den 21jährigen weiblichen *EZ 36* litt I seit 3 Jahren an kreisförmigem Haarausfall auf dem Kopf mit Ausdehnung auf Nacken, Augenbrauen, Augenwimpern, Achsel- und Genitalbehaarung; II hatte nie Alopecia areata. — Bei den 42jährigen

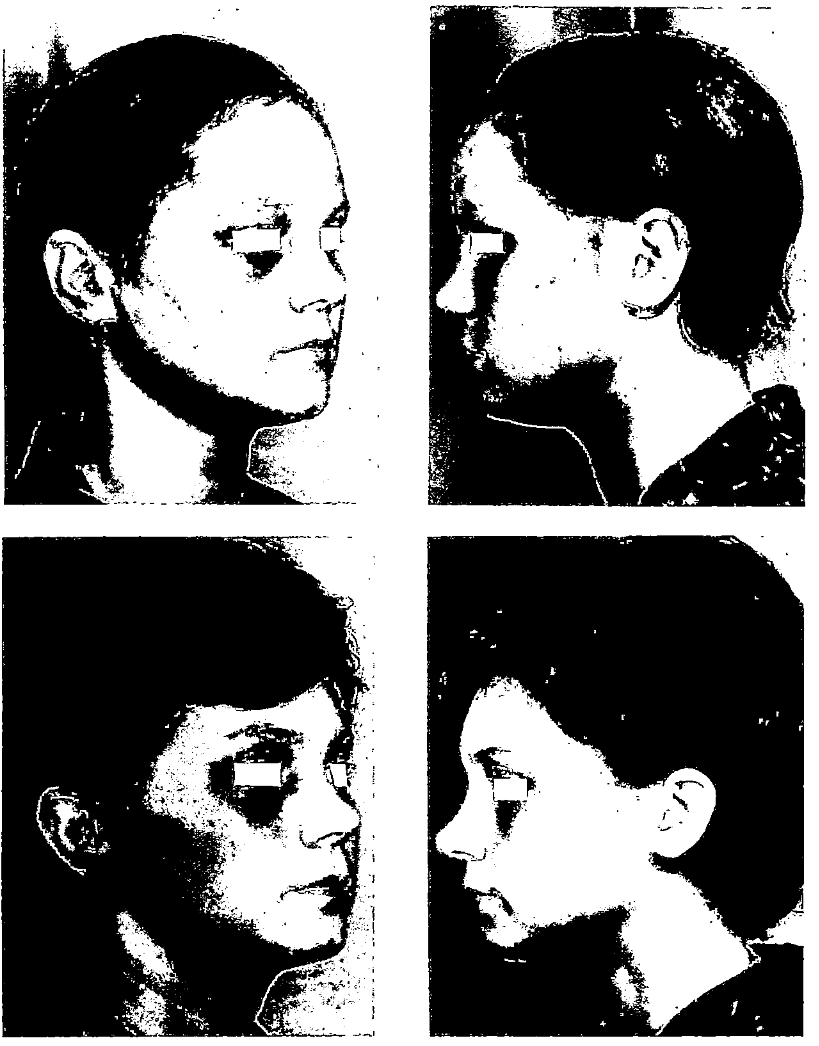

Abb. 18. Alopecia areata diskordant bei EZ 36: I (oben) mit mehreren bis münzgroßen kahlen Stellen auf dem behaarten Kopf. Haarausfall an Augenbrauen und Wimpern; II (unten): erscheinungsfrei

weiblichen *EZ 40* hatte 1 nie kreisförmigen Haarausfall; II beobachtete im April 1957 plötzliches Auftreten einer fünfmarkstückgroßen kahlen Stelle am Hinterhaupt, ambulante hautfachärztliche Behandlung. nach 5 Monaten wieder normales Haarwachstum. bei der jetzigen Untersuchung kein Anhalt für A. areata.

Bei den 19jährigen männlichen *ZZ 45* beobachtete I seit 1950 kreisförmigen Haarausfall auf dem behaarten Kopf, zeitweilig auch an den Augenbrauen, auch jetzt noch mehrere kahle Stellen auf dem behaarten Kopf von Pfennig- bis Hand-

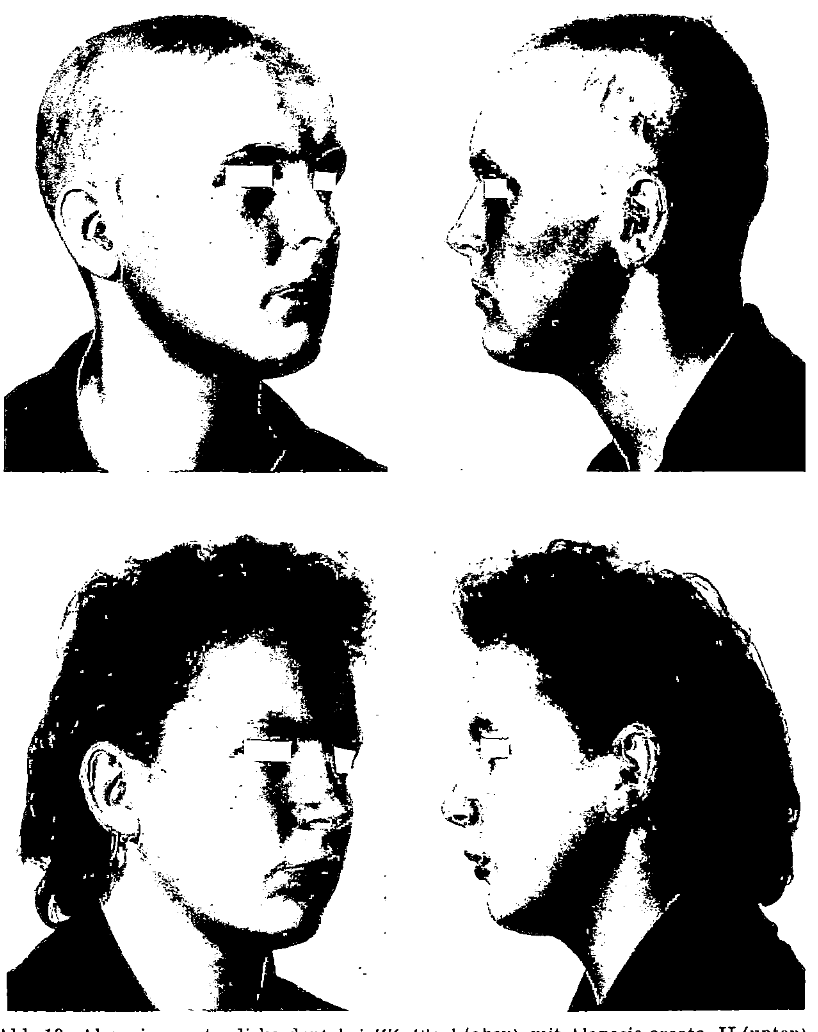

Abb. 19. Alopecia areata diskordant bei *ZZ 48*; 1 (oben), mit Alopecia areata, II (unten), erscheinungsfrei

tellergröße; II hatte 1958 am Hinterhaupt mehrere kahle Stellen, die nach 6 Monaten spontan abheilten, bei der jetzigen Untersuchung kein Anhalt für A. areata. — Von den 39jährigen weiblichen *ZZ 44* litt I nie an einer Alopecie; II stellte Mai 1957 erstmalig Auftreten eines kreisrunden Haarausfalls am Scheitelbein fest, im

August 1957 traten vor allem am Hinterkopf weitere zahlreiche bis fünfmarkstückgroße kahle Stellen auf. — Bei den 19jährigen weiblichen *ZZ 48* litt I seit 1954 an kreisförmigem Haarausfall, auch bei der jetzigen Untersuchung noch mehrere bis handflächengroße, konfluierende kahle Stellen am Kopf, z. T. sind nur büschelweise Haare vorhanden, an den sonstigen Körperstellen normaler Haarwuchs; II hatte nie kreisförmigen Haarausfall. — Von den 27jährigen männlichen *ZZ 69* hatte I nie eine A. areata; bei II bestand 1957 für einige Monate am rechten Scheitelbein eine markstückgroße kahle Stelle, auf der nach ambulanter hautärztlicher Behandlung wieder normale Haare wuchsen. — Die 63jährige Probandin der *ZZ 79* litt seit 1940 an kreisförmigem Haarausfall auf dem behaarten Kopf, zeitweilig nachwachsende Haare, seit Januar 1960 auf dem Scheitelbein zweimarkstückgroßer kahler Fleck mit atrophischer Haut und an den seitlichen Kopfpartien je zwei pfennigstückgroße Herde; II hatte bisher nie kreisförmigen Haarausfall.

Bei den 21jährigen *PZ 90* hatte der männliche Partner 1950 eine fünfmarkstückgroße kahle Stelle am rechten Scheitelbein, Abheilung unter ärztlicher Behandlung; die Schwester (II) hatte nie Alopecia areata. — Von den 27jährigen *PZ 121* litt die Schwester (II) seit 7 Jahren an einem zunächst kreisförmigen Haarausfall auf dem behaarten Kopf, der zeitweilig in Alopecia fere totalis mit Beteiligung des gesamten Haarkleides überging. Seit einigen Monaten wächst das Haar vor allem an Augenbrauen, Augenlidern und auf den sonstigen Kopfpartien nach; der Bruder hatte noch nie eine Alopecia areata.

Unter Zusammenfassung der Literaturangaben und eigenen Untersuchungen ergibt sich bei 18 Zwillingspaaren ein Konkordanzquotient von 72,7%:14,3%, der für die Alopecia areata einen erblichen Einfluß möglich erscheinen läßt.

Die *Hypertrichosis* (Überbehaarung, Hirsuties) tritt überwiegend örtlich begrenzt, nur selten universell auf. Besondere Formen sind die irritative Hypertrichose nach entzündlichen oder mechanischen Reizen, die Hypertrichose bei Mißbildungen wie Tierfellnaevi, Spina bifida, bei endokrinen Störungen als Damenbart u. a. m.

Siemens (1924) sah eine universelle Hypertrichosis primaria s. lanuginosa bei 6 EZ fast völlig übereinstimmend in Ausdehnung und Lokalisation und bei 7 ZZ stets diskordant. Unter dem *eigenen Krankengut* fanden sich die 30jährigen weiblichen EZ 35, die beide seit der Pubertät an einer Hypertrichosis an beiden Unterarmen und beiden Unterschenkeln litten. Bei II war von dem einweisenden Arzt der Verdacht eines adreno-genitalen Syndroms geäußert worden, der sich aber nicht bestätigen ließ.

Unter *Canities praematura* versteht man das frühzeitige Ergrauen der Haare. Man weiß, daß sie zuweilen familiär vorkommt.

Bei der Erstgeborenen, der 27jährigen weiblichen ZZ 77 bestand seit annähernd 4 Jahren eine zunehmende Canities praematura, II hatte noch dem Alter entsprechendes normal gefärbtes Haar. Auch bei den PZ 59 hatte die 42jährige weibliche Probandin bereits seit dem 17. Lebensjahr graue Haare, während ihr Bruder noch überwiegend normal gefärbtes Haar hatte.

6*

21. Krankheiten der Mundschleimhaut

Zur Beobachtung kamen: Lingua plicata, Lingua geographica, Leukoplakie und Glossitis mediana rhombica.

Bei der *Lingua plicata sive dissecata* (Falten- bzw. Kerbzunge) findet man an der Zungenoberfläche teils einzelne, teils zahlreiche — gelegentlich irrtümlich für Rhagaden gehaltene — Furchen bzw. Aufkerbungen, oft in Blattrippenform angeordnet.

Über Zwillingsuntersuchungen liegen folgende Angaben vor:

PAYENNEVILLE (1905) beobachtete bei einer Familienuntersuchung eine ausgesprochene Lingua dissecata bei 28jährigen weiblichen ähnlichen Zwillingen. SIEMENS sah 1924 unter seinem Zwillingsgut bei EZ keine ausgeprägte Lingua dissecata, bei geringerer Furchenbildung fand er aber stets weitgehende Übereinstimmung, und zwar bei 12 EZ Konkordanz, 3 ZZ Konkordanz und 9 ZZ Diskordanz. 1930 gab SIEMENS für die leichte Zungenfurchung 17 EZ mit Konkordanz, 8 ZZ mit Konkordanz und 25 mit Diskordanz an. TURPIN, TISSERAND und SERANE (1939) berichteten über ein 24jähriges weibliches EZ-Paar mit konkordantem Auftreten einer Lingua plicata. WESPI (1941) bemerkte Konkordanz bei schizophrenen EZ, GEDDA (1951) Konkordanz bei 1 EZ und Diskordanz bei 1 ZZ-Paar, von denen der Proband gleichzeitig an Mongolismus litt.

Unter dem *eigenen Krankengut* wurden lediglich die männlichen 25jährigen *EZ 62* mit konkordantem Vorhandensein einer Lingua dissecata beobachtet, beide waren längere Zeit wegen depressiver Zustände stationär in Nervenkliniken gewesen.

Tabelle 46

Nach der Literatur	A E	EZ		ZZ		Insgesamt
		k	d	k	d	
PAYENNEVILLE (1905)	E	1	—	—	—	1
SIEMENS (1924)	A	12	—	3	9	24
SIEMENS (1930)	A	17	—	8	25	50
TURPIN u. Mitarb. (1939)	A	1	—	—	—	1
WESPI (1941)	E	1	—	—	—	1
GEDDA (1951)	A	1	—	—	1	2
Eigene Fälle	A	1	—	—	—	1
Insgesamt		34	—	11	35	80
Konkordanzquotient		100%	0%	23,9%	76,1%	

Die Zusammenstellung der bisherigen Untersuchungen von Zwillingen mit den verschiedenen Graden einer Lingua plicata weist nach Berechnung der Konkordanzquotienten von 100%:23,9% in hohem Maße auf Erblichkeit hin.

Bei der *Lingua geographica* (Exfoliatio areata linguae et mucosae oris) kommt es an der Oberlippe der Zunge in bizarren, wechselnden Figuren zu einer krausenförmigen Abhebung, wobei das Zentrum der Figuren meist blaß, trocken und etwas eingesunken ist. SIEMENS (1929) nahm an, daß die Lingua geographica mit besonderer Vorliebe bei Kerbzungen auftritt, es bestünden sicher engere Erblichkeitsbeziehungen, systematische Untersuchungen aber fehlten noch. TURPIN (1938) sah eine

Lingua geographica konkordant bei 6jährigen weiblichen EZ und diskordant bei einem 10 Monate alten männlichen ZZ.

Unter dem *eigenen Zwillingsgut* bestand bei den gerade erwähnten männlichen EZ 62 außer der Lingua plicata eine ausgedehnte charakteristische Lingua geographica konkordant. — Die Zahl bisher untersuchter Zwillinge mit Lingua geographica ist noch zu klein, um etwas über die Erblichkeit aussagen zu können.

Unter *Leukoplakien* versteht man vorzugsweise plaqueförmige weißliche, hyperkeratotische Verdickungen des Schleimhautepithels vor allem der Zunge, Lippe und Wangenschleimhaut. Man unterscheidet eine einfache Form mit Verdickung der weiß gefärbten Schleimhaut und Verschwinden von Papillen und Furchen bei glatter Oberfläche. Eine hyperkeratotische Form ist demgegenüber höckerig, es kommt zu Rhagaden, auf denen sich Geschwüre entwickeln können. Nur die letztere, wohl schwerere Form kann als Präcancerose angesehen werden.

Besondere Angaben über Zwillingsuntersuchungen wurden nicht gefunden, unter dem *eigenen Krankengut* hatte bei den 65jährigen männlichen ZZ 57 II seit etwa einem Jahr ein nur gering erhabenes porzellanweißes, linsengroßes planes Knötchen am rechten unteren Lippenrotsaum. Klinisch handelte es sich um die einfache Form einer Leukoplakie, histologisch fand sich dementsprechend kein Anhalt für ein Carcinom; I hatte einen Basalzellenkrebs unterhalb des rechten Auges, aber keine Leukoplakie.

22. Störungen der Fertilität des Mannes

Unter dem eigenen Krankengut wurden mit Fertilitätsstörungen einhergehende Krankheiten gefunden: Kryptorchismus, idiopathischer Eunuchoidismus und Klinefelter-Syndrom. Zu dieser Gruppe soll auch die Pubertätsfettsucht gezählt werden.

Beim *Kryptorchismus* unterscheidet man eine ein- und eine beidseitige Form und in Abhängigkeit von der Lokalisation eine Retentio abdominalis oder inguinalis. Ätiologisch, pathogenetisch, klinisch und auch erbbiologisch trennt man heute die durch Verlegung des Leistenkanals mechanisch bedingten Ectopien, den hormonal ausgelösten Kryptorchismus und die mit Hodenfehlbildungen einhergehende Hodenretention. Eine Differenzierung der letzten beiden Formen ist nur durch bestimmte Untersuchungen, wie Bestimmung der Gonadotropine und Hodenbiopsie, möglich.

Folgende Angaben über Untersuchungen von Zwillingen mit Kryptorchismus liegen bisher vor:

BIRKENFELD (1929), WERNER (1929) und PARHON u. SIMIAN (1937) beobachteten das konkordante Auftreten eines Kryptorchismus bei je einem EZ-Paar. PFISTER (1937) sah bei 1 EZ-Paar Konkordanz und bei 2 weiteren EZ-Paaren Diskordanz. v. VERSCHUER (1937) berichtete über 5 EZ-Paare, bei denen der Kryptorchismus stets nur bei 1 Partner vorkam. Weiterhin führte GREENE (1942) und GLASS (1946) je 1 EZ und GUILLEMINET u. Mitarb. (1948) ein Drillingspaar mit konkordant vorhandenem Kryptorchismus an.

Unter dem *eigenen Zwillingsgut* wurde stets diskordant bei II der 14jährigen *ZZ 15* eine linksseitige Retentio inguinalis, bei I der 22jährigen

ZZ 47 eine beidseitige Retentio abdominalis, bei II der *PZ 17* eine linksseitige Retentio abdominalis und bei II der *PZ 10* eine beidseitige Retentio inguinalis festgestellt. Bei der Zusammenfassung mit den Literaturangaben ergibt sich folgendes:

Tabelle 47

Nach der Literatur	A E	EZ		ZZ		Insgesamt
		k	d	k	d	
Birkenfeld (1929)	E	1	—	—	—	1
Werner (1929)	E	1	—	—	—	1
Parhon (1937)	E	1	—	—	—	1
Pfister (1937)	A	1	2	—	—	3
v. Verschuer (1937)	A	—	5	—	—	5
Greene (1942)	E	1	—	—	—	1
Glass (1946)	E	1	—	—	—	1
Guilleminet (1948)	E	1	—	—	—	1
Eigene Fälle		—	—	—	2	2
Insgesamt		7	7	—	2	16

Die häufige Diskordanz bei EZ weist darauf hin, daß außer den von einigen Autoren angenommenen erblichen Einflüssen auch peristatische Faktoren für den Kryptorchismus eine Rolle spielen.

Beim *Eunuchoidismus* unterscheidet man einen primären Eunuchoidismus mit angeborenem Gonadendefekt und einen sekundären (idiopathischen) Eunuchoidismus mit Unterfunktion speziell des gonadotropen Anteils vom Hypophysenvorderlappen.

Kallmann u. Mitarb. (1944) haben durch Familienuntersuchungen bewiesen, daß es einen genuinen erblichen Eunuchoidismus gibt. Angaben über Zwillingsuntersuchungen liegen nicht vor.

Unter dem *eigenen Krankengut* wurde bei den 26jährigen männlichen *EZ 90* das konkordante Auftreten eines idiopathischen Eunuchoidismus festgestellt. Beide Brüder waren seit 3 Jahren kinderlos verheiratet. Die Diagnose stützte sich u. a. auf das eunuchoide klinische Bild mit übermäßig langen Extremitäten, nur spärlicher maskuliner Behaarung, hoher Stimme sowie kleinen haselnußgroßen Hoden, atrophischer Prostata, Aspermie, abnorm niedrigen Gonadotropin- und 17-Ketosteroidwerten und charakteristischem histologischen Hodenbefund. Die Kerngeschlechtsbestimmung an Leukocyten, Mundepithelien und Leydigzellen war chromatinnegativ.

Beim *Klinefelter-Syndrom* handelt es sich um eine chromosomal bedingte Hodenfehlbildung, Patienten mit diesem Syndrom haben Geschlechtschromosomen in einer XXY-Anordnung. Klinisch findet man oft eunuchoid dysplastischen Körperwuchs mit Fettverteilungsstörung, hoher Stimme, spärlicher maskuliner Sekundärbehaarung und Gynäkomastie, es gibt aber auch Patienten mit einem Klinefelter-Syndrom und überwiegend normalem Habitus. Sonst findet man konstant Aspermie oder Azoospermie, kleine, derbe atrophische Hoden, Hypergonadotropinurie, histologisch hochgradige Tubulusatrophie mit Leydigzellenhyperplasie und positivem Kerngeschlechtsbefund.

HOLUB, GRUMBACH und JAILER (1958) beobachteten 1 EZ mit konkordantem Auftreten eines Klinefelter-Syndroms. LENZ u. Mitarb. (1960) berichteten über ein weiteres EZ-Paar mit Konkordanz und 1 PZ-Paar mit Diskordanz. Unter dem eigenen Zwillingsgut hatte bei den *PZ 80* der Bruder ein Klinefelter-Syndrom, während die Schwester klinisch keinen Anhalt für eine endokrine oder chromosomale Dysregulation bot.

Obwohl bis jetzt Berichte über annähernd 500 Patienten mit einem Klinefelter-Syndrom vorliegen, wurden außer den genannten konkordanten EZ nie weitere Fälle in einer Familie beobachtet. Auch unter den *eigenen* 72 bisher untersuchten Patienten mit einem Klinefelter-Syndrom wurde unter den Blutsverwandten nie ein weiterer Angehöriger mit diesem Syndrom festgestellt (s. auch NIERMANN u. SCHOELLER).

Bei der *Pubertätsfettsucht* mit Hypogenitalismus handelt es sich um eine während der Pubertät auftretende, teils endokrin, überwiegend aber alimentär bedingte Fettstoffwechselstörung. Differentialdiagnostisch zu trennen ist sie vor allem von der *Dystrophia adiposo-genitalis Fröhlich*, die als erbliches Syndrom für sich vorkommen kann. Über Zwillingsuntersuchungen berichteten bisher SCHUMACHER (1940), GUCKEISEN (1940) und v. BRAAM u. Mitarb. (1940).

Angaben über Untersuchungen von Zwillingen mit Pubertätsfettsucht liegen bisher nicht vor. Unter dem *eigenen Krankengut* wurde sie konkordant bei den 13jährigen *PZ 114* und diskordant bei den 14jährigen männlichen *ZZ 15* und dem männlichen Partner der 13jährigen *PZ 53* gefunden.

IV. Besprechung der Ergebnisse

Wie in den ersten drei Kapiteln dargelegt, konnten in den 6 Jahren von 1955 bis 1960 unter 33956 Kranken der Universitäts-Hautklinik Münster und der Fachklinik für Hauttuberkulose und Hautkrebs „Haus Hornheide" 553 Zwillingspaare festgestellt werden. Dieses gelang im wesentlichen durch die sehr einfache, aber dennoch aufmerksame und eifrige Befragung jedes Kranken, ob er einen Zwillingsbruder oder eine Zwillingsschwester habe. Von den mit Unterstützung des Probanden dann in die Klinik bestellten Partnern kamen etwa 67% der Fälle. Unter den 33% nicht Erschienenen sind auch die im Ausland Befindlichen und die Verstorbenen registriert. Die bisher bekannteste dermatologische Zwillingsserie von SIEMENS umfaßt nur 88 Zwillingspaare. Reihen wie die hiesige werden in der Genetik als praktisch auslesefrei bezeichnet, wenn auch theoretisch der Einwand gemacht werden könnte, daß ja nur Patienten befragt wurden, die wegen einer Hautkrankheit die Klinik aufgesucht hatten. Völlig auslesefreie Serien kann man z. B. bei Untersuchung sämtlicher Schulkinder eines Jahrgangs, dort, wo Schulzwang besteht oder etwa sämtlicher Neugeborenen eines Jahrgangs erhalten; auch bei diesen wäre aber eine Auslese wohl „geographisch" gegeben.

Wichtig ist, daß man unter *nicht* auslesefreien Serien vor allem die so häufigen Zusammenfassungen einzelner eineiiger Zwillingspaare mit konkordantem Auftreten bestimmter Krankheitsbilder versteht, während Berichte über zweieiige Zwillinge in der Literatur nur selten Beachtung fanden. Eine Auslese bedingt durch Hautkrankheiten ergab sich hier zwangsläufig, weil nach Hautkrankheiten gefahndet wurde.

Bei den untersuchten Zwillingen fanden sich 89 verschiedenartige Dermatosen. Der jeweilige Proband pflegte in der Klinik als Patient wegen seiner Hautkrankheit bereits gut bekannt zu sein. Bei ihm und dem zunächst unbekannten Partner wurde aber nicht nur auf dieses Hautleiden, sondern zusätzlich auch auf weitere sonst bei ihnen vorkommende Hautveränderungen geachtet. Es konnten daher mehr Hautkrankheiten festgestellt werden, als sich zunächst aus den Diagnosen der Probanden allein ergeben hatten. Eine Aufstellung der gefundenen Dermatosen ist im alphabetischen Verzeichnis der Hautkrankheiten am Schluß der Arbeit auf Seite 99 aufgeführt.

Aus den Zwillingsuntersuchungen sollte sich der Nachweis der Erblichkeit bzw. Nichterblichkeit einer Krankheit ergeben. Nun darf aber, was oft nicht ungern geschieht, die Tatsache des konkordanten Auftretens einer Krankheit bei eineiigen Zwillingen auch nicht überschätzt werden. In dieser Arbeit wird als untere Grenze für erbbiologische Überlegungen der Anteil auf mindestens 50 untersuchte Zwillingspaare festgelegt. Diese Zahl ist willkürlich gewählt. Bei einem noch kleineren Anteil von Zwillingen sind aber die Ergebnisse fehlerstatistisch nur schlecht zu sichern, andererseits liegen für die einzelnen Dermatosen bisher nur wenige Zwillingsserien mit mehr als 50 Paaren vor. Man darf natürlich auch nicht übersehen, daß bei an und für sich häufigen Dermatosen eher eine größere Zahl von Zwillingen zu ermitteln ist als bei den selteneren Krankheiten, von denen durch Familienuntersuchungen die Erblichkeit bereits gesichert ist wie z. B. bei der Epidermolysis bullosa oder der Neurofibromatose. Bei weniger häufigen Krankheiten ist der Konkordanz bei EZ auch bei nur einer kleinen Zahl von Zwillingen eine genau so große Bedeutung zuzumessen wie der Konkordanz von EZ bei einer häufigeren Dermatose. Der Vorteil der relativ großen Zahl der Zwillinge der vorliegenden Reihe einschließlich der Verwendung der Literatur (vgl. Kapitel III) hat es ermöglicht, zur weiteren Klärung der oben aufgeworfenen Frage beizutragen.

In Kapitel III wurde bei den einzelnen Krankheiten bereits die Frage der Erblichkeit bzw. des Grades der Erblichkeit erwähnt. Durch die gewonnenen Ergebnisse und nach erbbiologischen Gesichtspunkten (Zusammenfassung nach dem Grade der Erblichkeit bestimmter Krankheitsbilder) wurde das Krankengut wie folgt aufgeteilt:

Nicht erblich bedingte Hautkrankheiten, bei denen mehr als 50 Zwillingspaare untersucht wurden.

Erblich bedingte Dermatosen, bei denen *mehr* als 50 Zwillingspaare untersucht wurden.

Hautleiden, bei denen *weniger* als 50 Zwillingspaare untersucht wurden.

Nicht erblich bedingte Hautkrankheiten,
bei denen mehr als 50 Zwillingspaare untersucht wurden

Es waren drei, nämlich Milien, Naevi aranei (die sternförmigen Angiome) und das Haemangioma cavernosum.

Tabelle 48

Diagnose	Eigene Fälle					Eigene Fälle und Literatur				
	EZ		ZZ		Ins-gesamt	EZ		ZZ		Ins-gesamt
	k	d	k	d		k	d	k	d	
Milium	1	3	1	7	12	11	16	9	22	58
	25% : 12,5%					40,7% : 29%				
Naevus araneus	1	5	1	16	23	4	17	5	24	50
	16,7% : 5,9%					19% : 17,2%				
Haemangioma cavernosum	2	17	6	47	72	12	39	8	70	129
	10,5% : 11,3%					23,5% : 10,3%				

Einerseits das Überwiegen der diskordanten EZ, andererseits die geringe Differenz der Konkordanzquotienten sprachen eindeutig gegen Erblichkeit. Bei der Gruppe der Naevi aranei war das bisher nicht gesichert. Bei den kavernösen Hämangiomen ist die gegenteilige Auffassung, bis in die neueste Zeit vertreten worden.

Erblich bedingte Dermatosen,
bei denen mehr als 50 Zwillingspaare untersucht wurden

Diese Hautkrankheiten werden in der Tabelle 49 noch einmal zusammengefaßt. Ihre erbliche Bedingtheit erscheint *durch diese Untersuchungen gesichert.*

Alle diese 19 Krankheiten sind allerdings mehr oder weniger häufig, es liegt aber eine so beträchtliche Differenz zwischen der Konkordanz von EZ und ZZ vor, daß an der Erblichkeit bzw. an erblicher Disposition im allgemeinen nicht gezweifelt werden kann.

Bei einem Teil dieser Dermatosen war bereits Erblichkeit angenommen und teilweise durch eine größere Zahl untersuchter Zwillinge bewiesen worden. Die eigenen Untersuchungen bestätigten die bisherigen Ergebnisse und ließen diese durch eine größere Zahl von Untersuchten mehr sichern. Es handelt sich um Epheliden, seborrhoisches Ekzem, Psoriasis vulgaris, Verruca vulgaris, den Unnaschen Naevus, essentielle Teleangiektasien, Keratosis follicularis, Hyperidrosis und Acne vulgaris.

Besonderes Interesse kommt der *Psoriasis vulgaris* zu. Man weiß zwar seit langem von gehäuftem Auftreten der Schuppenflechte in einzelnen Familien, die Erkenntnis des Vorliegens eines unregelmäßig dominanten Erbgangs hat sich erst sehr langsam Bahn gebrochen. Besonders kennzeichnend in der langen Geschichte der Psoriasis ist die stetige Zunahme der Aufdeckung familiärer Häufung.

In Arzt- und Facharztkreisen längst nicht ausreichend gewürdigt wird die Erblichkeit der *Acne vulgaris*. Andere, das Krankheitsbild oft mit auslösende Faktoren sind endokrine Einflüsse bei der Corticosteroidacne, die Bromausscheidung durch die Talgdrüsen bei mancher medikamentösen Acne, die übermäßige äußere Zufuhr von Öl bei der gewerblichen Acne usw.

Die erbliche Anlage zu den *Verrucae vulgares* könnte mit der Erblichkeit der disponierenden Acrocyanose zusammenhängen.

Bei der folgenden Gruppe, bei der man ebenfalls Erblichkeit annahm, konnten die bisherigen Erkenntnisse (nach bisher zu kleiner Zahl von untersuchten Zwillingen) aber erst durch die eigenen Untersuchungen erhärtet werden: Cutis marmorata, Acrocyanose, auch dem varicösen Symptomenkomplex, der Urticaria und der Hauttuberkulose. *Neu* kommen hier durch die eigenen Untersuchungen die Epidermophytien und die Pyodermien hinzu. Bei beiden handelt es sich um Infektionskrankheiten der Haut, d. h. sie werden durch besondere Erreger wie pathogene Fadenpilze bzw. Staphylo- und Streptokokken verursacht.

Bei den *Epidermophytien* war eigentlich schon immer auffällig, daß bei gleich großer Infektionsgefahr bestimmter Personengruppen wie Bergmänner, Sportler und auch Eheleute doch nicht alle Personen eine Pilzflechte erwarben. Es mußten irgendwelche konstitutionelle Momente mit hineinspielen, um für das Angehen eines Epidermophyton günstige Bedingungen zu schaffen. Die Zwillingsuntersuchungen mit dem Konkordanzquotienten von 93,3% : 45,6% bestätigen nun die bisherige Vermutung, daß auch erbliche Faktoren — vielleicht Einflüsse einer erblich bedingten Hyperidrosis — für die Entstehung einer Epidermophytie eine Rolle spielen. Die Dermatomykosen sind heute außerordentlich verbreitet, es war daher von vorn herein eine hohe Konkordanz, d. h. ein häufiges Befallensein beider Partner zu erwarten, dennoch ist es aber

Diagnose	Eigene Fälle					Eigene Fälle und Literatur				
	EZ k	EZ d	ZZ k	ZZ d	Ins-gesamt	EZ k	EZ d	ZZ k	ZZ d	Ins-gesamt
Epheliden	22	—	39	33	94	62	—	74	50	186
	100% : 54,2%					100% : 59,7%				
Seborrhoisches Ekzem	8	—	10	40	58	50	29	34	92	205
	100% : 20%					63,3% : 26,9%				
Psoriasis vulgaris	3	—	3	10	16	18	8	4	22	52
	100% : 23,1%					69,2% : 15,4%				
Cutis marmorata	28	1	37	36	102	51	1	52	45	149
	96,6% : 50,7%					98,1% : 53,6%				
Acrocyanose	43	—	69	43	155	56	—	76	52	184
	100% : 61,6%					100% : 59,4%				
Varicöser Symptomen-komplex	9	3	20	32	64	16	3	22	34	75
	75% : 38,5%					84,2% : 39,3%				
Urticaria	2	—	4	12	18	22	6	5	16	49
	100% : 25%					78,6% : 23,8%				
Epidermophytia pedum	14	1	41	49	105	—	—	—	—	105
	93,3% : 45,6%					— : —				
Hauttuberkulose	2	12	1	25	40	11	15	2	32	60
	14,3% : 3,8%					42,3% : 5,9%				
Pyodermien	11	1	13	31	56	—	—	—	—	56
	91,7% : 29,5%					— : —				
Verruca vulgaris	6	3	4	15	28	18	16	4	47	85
	66,7% : 21,1%					52,9% : 7,8%				
Unna-Naevus	22	1	23	44	90	116	5	76	80	277
	95,7% : 34,3%					95,9% : 48,7%				
Essentielle Tele-angiektasien	17	—	14	21	52	35	—	17	54	106
	100% : 40%					100% : 23,9%				
Senile Angiome	5	1	8	10	24	12	10	8	22	52
	83,3% : 44,4%					54,5% : 26,7%				
Keratosis follicularis	27	—	35	45	107	62	—	47	59	168
	100% : 43,8%					100% : 44,3%				
Hyperidrosis	36	1	52	39	128	50	2	60	50	162
	97,3% : 57,1%					96,2% : 54,5%				
Seborrhoea sicca capitis	35	1	104	13	153	43	1	108	17	169
	97,3% : 88,9%					97,7% : 86,4%				
Acne vulgaris	33	—	59	44	136	93	2	71	60	226
	100% : 57,3%					97,9% : 54,2%				
Lingua plicata	1	—	—	—	1	34	—	11	35	80
	100% : 0%					100% : 23,9%				

Zur Erläuterung: Unterhalb der absoluten Zahlen ist bei den jeweiligen Krankheiten der Konkordanzquotient angeführt.

auffallend, daß dies bei EZ soviel häufiger vorkommt als bei ZZ. Doch sind weitere Untersuchungen wohl erforderlich.

Unter den *Pyodermien* sind im eigenen Krankengut eine Reihe von Krankheiten zusammengefaßt, von denen z. B. bei der Impetigo contagiosa die Gefahr einer Übertragbarkeit immer bekannt war. Als bezeichnend muß aber auch hier erscheinen, daß in der eigenen auslesefreien Serie von 53 Zwillingspaaren bei den EZ viel häufiger beide an der gleichen Form einer Pyodermie litten als bei den ZZ. Auch hier kann angenommen werden, daß konstitutionell-erbliche Besonderheiten der Haut — vielleicht die Seborrhoe — den Staphylo- und Streptokokken, die sich bei jedem Menschen auf der Haut befinden können, das Wuchern ermöglicht, das dann zur Entstehung von verschiedenen Pyodermieformen der Haut führt. Auch hier sind weitere Untersuchungen wünschenswert.

Bis zur Entdeckung des Erregers der Favuskrankheit 1839 durch SCHÖNLEIN und bis zur Ära der großen bakteriologischen Entdeckungen z. B. des Tuberkelbacillus durch ROBERT KOCH (1882) hielt man viele Infektionskrankheiten für Erbkrankheiten. So sprach man z. B. beim Favus von Erbgrind und bei der Lues von der Erbsyphilis. Nach Entdeckung der einzelnen Krankheitserreger schrieb man eine gewisse Zeit diesen allein eine ursächliche Wirkung für die Entstehung von Infektionskrankheiten zu. Die eigenen Untersuchungen belegen aber deutlich, daß außer dem pathogenen Fadenpilz, dem Warzen-Virus, dem Mycobacterium tuberculosis und den Staphylo- oder Streptokokken noch weitere erblichen Einflüssen unterliegende Faktoren für das Entstehen auch dieser Infektionskrankheiten offenbar vorhanden sind, so sehr eine solche Auffassung einem zunächst zu widerstreben scheint. Es bestätigte sich somit auch hier der von v. VERSCHUER bei anderen Infektionskrankheiten gegebene Hinweis, daß bei ihnen die Konkordanz bei EZ durchgehend größer ist als bei ZZ.

In der Tabelle 49 sind die einzelnen Dermatosen nach morphologisch-funktionellen Gesichtspunkten geordnet. Berücksichtigt man nun aber auch die nach den jetzigen Zwillingsuntersuchungen neu gewonnenen erbbiologischen Gesichtspunkte, so könnte sich eine Einteilungsmöglichkeit auf andere Weise ergeben. Eine solche Einteilung enthält natürlich gewisse Widersprüche in sich, erscheint aber gerade dadurch recht lehrreich.

1. Krankheitsgruppe mit vorhandener bzw. möglicher Störung der Talgdrüsenfunktion:

Seborrhoisches Ekzem	59,2% : 31,6%
Seborrhoea sicca capitis	97,7% : 86,4%
Acne vulgaris	97,9% : 54,2%
Pyodermien	91,7% : 29,5%
Psoriasis vulgaris (?)	69,2% : 15,4%

2. Gruppe mit vorhandener bzw. mitbeeinflussender Störung der Schweiß-drüsenfunktion:

Hyperidrosis . . . . 96,2% : 54,5%
Epidermophytia pedum . . . . 93,3% : 45,6%
Verruca vulgaris (?) . . . . 52,9% : 7,8%

3. Gruppe mit funktionellen oder morphologischen Gefäßveränderungen:

Cutis marmorata . . . . 98,1% : 53,6%
Acrocyanose . . . . 100,0% : 59,4%
Varicöser Symptomenkomplex . . . . 84,2% : 39,3%
Unnascher Naevus . . . . 95,9% : 48,7%
Essentielle Teleangiektasien . . . . 100,0% : 23,9%
Senile Angiome . . . . 54,5% : 26,7%
Urticaria . . . . 78,6% : 23,8%
Hauttuberkulose (?) . . . . 42,3% : 5,9%

4. Verhornungsanomalien:

Keratosis follicularis . . . . 100,0% : 44,3%

5. Lichtempfindlichkeit:

Epheliden . . . . 100,0% : 59,7%

6. Mundschleimhautveränderung:

Lingua plicata . . . . 100,0% : 23,9%

Hautleiden, bei denen weniger als 50 Zwillingspaare untersucht wurden

Bei einer gewissen Anzahl von Dermatosen konnte nach den vorliegenden Untersuchungen ebenfalls Erblichkeit oder erbliche Disposition angenommen werden, die Zahl der bisher untersuchten Zwillingspaare ist aber für einen ausreichenden Beweis zu klein. Andererseits ist bei den einzelnen Krankheiten wie Neurodermitis, Ichthyosis vulgaris, Epidermolysis bullosa und Neurofibromatosis durch Familienuntersuchungen längst bekannt, daß sie vererbt werden. Das Verhältnis von Konkordanz zu Diskordanz bei den EZ sowie der Konkordanzquotient dieser Krankheitsbilder weisen zunächst — auch bei kleiner Fallzahl — auf erbliche Einflüsse hin (s. Tabelle 50).

Diese kleineren Zwillingsserien könnte man den oben aufgezählten Gruppen wie folgt zuordnen:

1. Krankheitsgruppe mit vorhandener bzw. möglicher Störung der Talg-drüsenfunktion:

Verruca seborrhoica,
Alopecia seborrhoica,
Pityriasis simplex (?) !

Tabelle 50

Diagnose	EZ		ZZ		Insgesamt
	k	d	k	d	
Pityriasis simplex	11	3	13	8	35
Neurodermitis	10	2	5	13	30
Hautkrebs	7	4	1	12	24
Striae atrophicae	9	4	2	6	21
Herpes simplex	5	3	4	9	21
Erythema fugax	5	1	7	6	19
Naevus teleangiectaticus lateralis	2	5	—	11	18
Alopecia areata	8	3	1	6	18
Erythrocyanosis crurum puellarum	5	—	2	10	17
Rosacea	5	1	4	7	17
Kontaktekzem	1	3	—	13	17
Ichthyosis vulgaris	8	—	1	5	14
Hypertrichosis	7	—	—	7	14
Vitiligo	4	3	—	6	13
Fibrom	4	5	—	4	13
Verruca seborrhoica	1	1	3	7	12
Alopecia seborrhoica	3	—	4	4	11
Epidermolysis bullosa	3	—	5	3	11
Neurofibromatosis	6	1	—	1	8
Toxisches Exanthem	—	2	1	4	7
Erythrosis interfollicularis colli	3	—	—	3	6
Perniones	2	—	1	2	5
Keloid	2	1	—	2	5
Zoster	2	1	—	1	4
Cutis rhomboidalis nuchae	1	—	1	2	4
Chloasma uterinum	2	—	—	2	4
Clavus	—	—	—	4	4
Vaselinoderm	—	—	—	3	3
Pityriasis rosea	—	—	—	3	3
Erythematodes	2	1	—	—	3
Pemphigus vulgaris	1	—	—	1	2
Dermatitis herpetiformis	1	—	—	1	2
Sclerodermia circumscripta	—	1	—	1	2

2. Gruppe mit funktionellen oder morphologischen Gefäßveränderungen:
  Erythema fugax,
  Naevus teleangiectaticus lateralis,
  Erythrocyanosis crurum puellarum,
  Rosazea,
  Perniones (Frostbeulen),
  Neurodermitis (?).

3. Verhornungsanomalien:
  Ichthyosis vulgaris.

V. Statistische Sicherung der Ergebnisse

Wie früher bereits erwähnt, wurde bei den eigenen Untersuchungen nach v. VERSCHUER Erblichkeit immer dann angenommen, wenn die Konkordanz bei den EZ deutlich höher als bei den ZZ war. Nach diesem Gesichtspunkt erfolgte zunächst auch im vorigen Kapitel die Aufteilung der beobachteten Hautkrankheiten in erblich bedingte und nicht erblich bedingte Dermatosen.

Es wird jetzt zusätzlich noch versucht, die nach dem Konkordanzquotienten gewonnenen Ergebnisse statistisch zu sichern. Der Frage, ob ein Zusammenhang zwischen Erblichkeit und Hautkrankheit besteht, wurde mittels dem bei VOGEL angegebenen Vierfelderschema nachgegangen. Aus den gegebenen Werten (eineiig- zweieiig sowie konkordant-diskordant) wurde χ^2 nach folgender Formel berechnet:

$$\chi^2 = \frac{(ad - bc)^2 \cdot n}{n_1 \cdot n_2 \cdot n_3 \cdot n_4}$$

Die zugehörige Irrtumswahrscheinlichkeit (P) wurde aus den bei VOGEL angeführten Tabellen abgelesen. Falls P größer als 0,05 ist, so sollte die Hypothese Erblichkeit als nicht bestätigt angesehen werden. Liegt P zwischen 0,05 und 0,0027, so kann das Untersuchungsergebnis für schwach signifikant gehalten werden. Ist P kleiner als 0,0027, so kann dies als gute Sicherung für die Hypothese angesehen werden, daß die Erbanlage an der Entstehung der jeweiligen Hautkrankheiten wesentlich beteiligt ist.

Auch jetzt sollen die Dermatosen in den durch Konkordanzquotienten bereits ermittelten Erblichkeitsgrad aufgeteilt werden.

Nicht erblich bedingte Hautkrankheiten,
bei denen mehr als 50 Zwillingspaare untersucht wurden:

Es handelte sich um drei Hautkrankheiten, nämlich Milium, Naevus araneus und das Hämangioma cavernosum.

Tabelle 51

Diagnose		χ^2	P
Milium	Eigene Fälle	0,30	0,6
	Eigene Fälle und Literaturangaben	0,88	0,4
Naevus araneus	Eigene Fälle	0,65	0,5
	Eigene Fälle und Literaturangaben	0,027	0,9
Haemangioma cavernosum	Eigene Fälle	0.009	0,95
	Eigene Fälle und Literaturangaben	4,15	0,05

Die Tabelle 51 zeigt in Übereinstimmung mit dem berechneten Konkordanzquotienten, daß kein erblicher Einfluß vorhanden ist. Die schwache Signifikanz bei der Zusammenfassung eigener Fälle und der Literaturberichte der kavernösen Hämangiome läßt vermuten, daß der nicht unerhebliche Anteil ausgelesener Fälle die Berechnung beeinträchtigte.

Erblich bedingte Hautkrankheiten
mit Untersuchungen von mehr als 50 Zwillingspaaren

Der erbliche Einfluß kann als signifikant gesichert angesehen werden bei Epheliden, seborrhoischem Ekzem, Psoriasis vulgaris, Cutis marmorata, Acrocyanose, varicösem Symptomenkomplex, Urticaria, Epidermophytia pedum, Hauttuberkulose, Pyodermien, Verruca vulgaris, Unna-Naevus, essentiellen Teleangiektasien, Keratosis follicularis, Hyperidrosis, Acne vulgaris und Lingua plicata (Tabelle 52).

Bei zwei Krankheitsbildern bestand aber eine nur schwache Signifikanz, es handelt sich dabei um die senilen Angiome und die Seborrhoea sicca capitis. Bei den senilen Angiomen war bereits oben diskutiert worden, daß der bisher errechnete Konkordanzquotient von 54,5% : 26,7% bei insgesamt 52 Paaren nur einen gewissen Grad der Erblichkeit annehmen läßt. Bei der Seborrhoea sicca capitis bestand ein Konkordanzquotient von 97,7% : 86,4%, die Konkordanz war somit bei den EZ nicht wesentlich höher als bei den ZZ. Insgesamt ergab aber die Berechnung nach dem Vierfelderschema gute Übereinstimmung mit den bereits nach den Konkordanzquotienten berechneten Erblichkeitsverhältnissen.

Hautleiden, bei denen weniger als 50 Zwillingspaare
untersucht wurden

Für diese Krankheitsgruppe wurde bereits früher betont, daß die Zahl untersuchter Zwillinge noch zu klein ist, um über den Erblichkeitsgrad etwas auszusagen. Eine fehlerstatistische Berechnung wurde hier auch nur bei den Krankheiten vorgenommen, bei denen wenigstens zehn Paare untersucht wurden. Ein signifikanter Beweis für Erblichkeit konnte — wie auch bereits vermutet — für Neurodermitis, Erythrocyanosis crurum puellarum, Ichthyosis vulgaris und Hypertrichosis erbracht werden. Schwache Signifikanz bestand für das Erythema fugax, die Alopecia areata und Vitiligo.

Wie kritisch man derartigen Berechnungen aber gegenüberstehen muß, zeigen die nicht signifikanten P-Werte der klassischen Erbkrankheiten Epidermolysis und Neurofibromatosis. P war weiterhin nicht signifikant bei Pityriasis simplex, Striae atrophicae, Kontaktekzem, Naevus teleangiectaticus lateralis, Rosacea, Herpes simplex, Fibromen Verrucae seborrhoicae und Alopecia seborrhoica. Die Entscheidung, wie groß der erbliche Einfluß bei diesen Krankheiten ist, kann wohl erst gefällt werden, wenn eine größere Zahl von Zwillingen beobachtet wurde.

Tabelle 52

Diagnose	χ^2	P		
		nicht signifikant	schwach signifikant	signifikant
Epheliden	15,5	—	—	10^{-4}
	34,2	—	—	10^{-8}
Seborrhoisches Ekzem	20,6	—	—	10^{-5}
	—	—	—	—
Psoriasis vulgaris	6,15	—	0,02	—
	15,4	—	—	10^{-4}
Cutis marmorata	18,9	—	—	10^{-4}
	31,4	—	—	10^{-7}
Acrocyanose	22,8	—	—	10^{-5}
	31,7	—	—	10^{-7}
Varicöser Symptomenkomplex	5,25	—	0,05	—
	11,5	—	—	0,001
Urticaria	4,5	—	0,05	—
	14,5	—	—	0,0005
Epidermophytia pedum	11,8	—	—	0,001
	—	—	—	—
Hauttuberkulose	1,43	0,3	—	—
	11,9	—	—	0,001
Pyodermien	14,9	—	—	0,0005
	—	—	—	—
Verruca vulgaris	5,53	—	0,02	—
	21,6	—	—	10^{-5}
Unna-Naevus	25,8	—	—	10^{-6}
	71,2	—	—	10^{-10}
Essentielle Teleangiektasien	17,1	—	—	10^{-4}
	54,3	—	—	10^{-10}
Keratosis follicularis	21,9	—	—	10^{-5}
	53,2	—	—	10^{-10}
Hyperidrosis	19,7	—	—	10^{-5}
	28,0	—	—	10^{-6}
Acne vulgaris	20,8	—	—	10^{-5}
	52,8	—	—	10^{-10}
Lingua plicata	—	—	—	—
	46,0	—	—	10^{-10}
Senile Angiome	2,74	0,1	—	—
	4,17	—	0,05	—
Seborrhoea sicca capitis	2,30	0,2	—	—
	4,39	—	0,05	—

Zur Erläuterung: Bei den einzelnen Krankheitsbildern sind in der oberen Zeile die eigenen Fälle und in der unteren Zeile die eigenen Fälle zusammen mit den Fällen der Literatur berechnet.

VI. Zusammenfassung

Unter 33956 Patienten der Universitäts-Hautklinik Münster und des Westfälischen Vereins für Krebs- und Lupusbekämpfung wurden 553 Zwillingsprobanden ermittelt (1 Zwilling auf 61 Patienten). Nach Anfrage beim Standesamt wurden unter 7024 dieser Kranken 85 Probanden (Verhältnis 83:1) und durch persönliche Befragung unter den übrigen 26932 Patienten 468 Probanden (Verhältnis 58:1) erfaßt. 168 Partner der 553 Zwillingsprobanden waren verstorben (30,4%) und 15 Partner (2,7%) lebten im Ausland, so daß bei *370* Zwillingspaaren Proband und Partner untersucht werden konnten. Es handelt sich hierbei um die bisher größte auslesefreie Serie auf das Vorkommen von Hautkrankheiten untersuchter Zwillinge. Vor allem mittels der polysymptomatischen Ähnlichkeit und bei 200 Paaren zusätzlich durch Untersuchung der Blutgruppen und Haptoglobine konnten unter den Zwillingen *99 eineiige, 142 gleichgeschlechtige und 129 verschiedengeschlechtige zweieiige Zwillingspaare* beobachtet werden. Konkordanz der *Blutgruppen* nach dem ABO-, MN- und CDE-System sowie der *Haptoglobine* bestand nur noch bei 3 von 81 gleichgeschlechtigen zweieiigen Zwillingen (3,7%).

Bei den untersuchten Zwillingen fanden sich 89 verschiedene Dermatosen. Als erblich bedingte oder zumindest in wesentlichem Maße erblichen Einflüssen unterliegende Hautkrankheiten konnten nach Untersuchung von mehr als 50 Zwillingspaaren (bei Mitberücksichtigung der Literaturangaben) folgende Hautleiden festgestellt werden: Epheliden, seborrhoisches Ekzem, Psoriasis vulgaris, Cutis marmorata, Acrocyanose, varicöser Symptomenkomplex, Urticaria, Epidermophytia pedum, Hauttuberkulose, Pyodermien, Verruca vulgaris, Unnascher Naevus, essentielle Teleangiektasien, Keratosis follicularis, Hyperidrosis, Acne vulgaris und Lingua plicata.

Bei einer weiteren Gruppe von Hautkrankheiten ist die Zahl bisher untersuchter Zwillingspaare noch zu klein, so daß über deren Erblichkeit bzw. Nichterblichkeit noch nichts Sicheres gesagt werden kann. Die gewonnenen Erkenntnisse stellen eine Grundlage für weitere genetische Untersuchungen dar. Andererseits war bei einigen Krankheiten wie Epidermolysis bullosa hereditaria, Neurofibromatosis (v. Recklinghausen), Neurodermitis und Ichthyosis vulgaris durch Familienuntersuchungen ihre Erblichkeit bereits bekannt, der kleinere Anteil untersuchter Zwillinge stützt die Ergebnisse der Familienforschung.

Bei den kavernösen Angiomen, Naevi aranei und Milien konnten durch Untersuchung von mehr als 50 Zwillingspaaren nachgewiesen werden, daß sie *nicht* erblich sind.

Alphabetisches Verzeichnis
der bei dem eigenen Zwillingsgut beobachteten Dermatosen

Achseldrüsenabsceß 48
Acne vulgaris 77
Acrocyanose 25
Alopecia areata 80
Alopecia seborrhoica 78
Alopecia symptomatica 80
Angioma cavernosum 67
Angioma senile 66
Atherom 54

Berlocke-Dermatitis 30

Canities praematura 83
Carcinoma spinocellulare 58
Chloasma uterinum 14
Clavus 29
Cornu cutaneum 61
Cutis marmorata 25
Cutis rhomboidalis nuchae 21

Dermatitis herpetiformis Duhring 19

Ecthyma simplex 48
Epheliden 12
Epidermolysis bullosa hereditaria 20
Epidermophytia pedum 39
Epidermophytia inguinalis 40
Epithelioma basocellulare 58
Erythema fugax 26
Erythema nodosum tuberculosum 45
Erythematodes chronicus discoides 24
Erythrasma 41
Erythrocyanosis crurum puellarum 26
Erythrosis interfollicularis colli 22
Eunuchoidismus, idiopathischer 86
Exanthem, toxisches 33

Favus 41
Fibrom 55
Folliculitis barbae 48
Furunkel 48

Herpes simplex 49
Histiocytom 56
Hyperidrosis 75
Hypertrichosis 83

Ichthyosis vulgaris 73
Impetigo Bockhart 48
Impetigo contagiosa 48

Keloid 56
Keratosis follicularis 74

Klinefelter-Syndrom 86
Kontaktekzem 30
Kryptorchismus 85

Leukoplakie 85
Lingua geographica 84
Lingua plicata 84
Lipom 56

Milium 56

Naevus araneus 65
Naevus caeruleus 52
Naevus sebaceus 52
Naevus teleangiectaticus medianus 62
Naevus teleangiectaticus lateralis 63
Naevuszellnaevus 51
Neurodermitis 36
Neurofibromatosis 53

Onychomykose 40

Pemphigus vulgaris 19
Pernionen 29
Pityriasis rosea 15
Pityriasis simplex 15
Pityriasis versicolor 41
Psoriasis vulgaris 16
Pubertätsfettsucht 87

Rosacea 27

Sclerodermia circumscripta 21
Seborrhoisches Ekzem 15
Seborrhoea capitis 76
Striae distenseae (atrophicae) 22

Teleangiektasien, essentielle 65
Trichomykosis palmellina 41
Trichophytia profunda 40
Trichophytia superficialis 40
Tuberculosis luposa cutis 42
Tuberculosis indurativa cutis 45
Tuberculosis verrucosa cutis 45
Tuberculosis colliquativa cutis 45

Urticaria 33

Varicöser Symptomenkomplex 27
Vaselinoderm 32
Verruca vulgaris 49
Verruca seborrhoica 54
Vitiligo 12

Zoster 50

Literatur[1]

ACHTEN, G.: Epidermolysis bullosa hereditaria. Arch. belg. dermat. 9, 312 (1953).

AHLFELD, F.: Beitrag zur Lehre von den Zwillingen. Arch. Gynäk. 9, 196 (1876).

AHNSJÖ, S.: Epidermolysis bullosa hereditaria in twins. Nord. Med. 14, 1883 (1937).

BASTIANELLI, R.: Lezioni teorico-pratiche sui tumori. Firenze 1938.

BAUR, E., E. FISCHER u. F. LENZ: Menschliche Erblehre und Rassenhygiene. Bd. I: Menschliche Erblehre. Lehmann, München 1936, S. 373.

BECHER, H.: Anatomische Untersuchungen an eineiigen Zwillingen. Anat. Anz., Jena, Ergänzungsheft 81, 255 (1936).

BESSONE, L.: Angiectasia hypertrophicans di Klippel-Trénaunay-Parkes Weber. Arch. ital. dermat. 23, 133 (1950).

BIRKENFELD, W.: Kryptorchismus und Leistenbruch bei eineiigen Zwillingen. Dtsch. med. Wschr. 55, 1043 (1929).

BLAICH, W., u. H. NIERMANN: Pathophysiologische Untersuchungen bei der Neurodermitis. Hautarzt 8, 243 (1957).

BLOTEVOGEL, H.: Das Charakterbild der Neurofibromatose (Recklinghausen). Dermat. Wschr. 96, 361 (1933).

BORELLI, S., u. U.W. SCHNYDER: Beitrag zur Nomenklatur der Neurodermitiden. Hautarzt 8, 289 (1957).

BRAAM HOUCKGEEST, A. Q. v., et J. SANDERS: Jumeaux identiques concordants avec manisme hypophysaire. Genetica 22, 261 (1940).

BRAIN, R. T.: Epidermolysis bullosa dystrophica vegetans. Acta dermat.-venereol. 32, Suppl. 29, 56 (1952).

BRAUNS, L.: Studien an Zwillingen im Säuglingsalter und Kleinkindesalter. Zschr. Kinderforsch. 43, 86 (1934).

BRUNSTING, L. A.: Diskussionsbemerkung zu Vortrag TURNACLIFF. Arch. Dermat Syph. 24, 1122 (1931).

CLARK, T. J., and F. H. STIBBENS: Skin diseases in twins. California Med. 24, 777 (1926).

CLAUSEN, F., u. F. STEINER: Die Bedeutung der Konstitution für die Erkrankung an Gelenkrheumatismus. Verh. Dtsch. Ges. inn. Med. 50, 299 (1938).

COCKAYNE, E. A.: Inherited abnormalities of the skin and its appendages. Milford, London 1933.

CONRAD, K.: Zwillingspathologie. Fortschr. Neurol. 9, 197 (1937) und 12, 210 (1940).

CORICCIATI, L.: Sul pemfigo vulgare in gemelli. Dermosifiligrafo 13, 523 (1938).

CURTH, H. O.: Epidermolysis bullosa (mostly of the mucous membranes) in identical twins. Arch. Dermat. Syph. Chicago 80, 238 (1959).

CURTIUS, F.: Untersuchungen über das menschliche Venensystem. Dtsch. Arch. klin. Med. 162, 194 u. 330 (1928): Klin. Wschr. 7, 2141 (1928).

— Nachgeburtsbefunde bei Zwillingen und Ähnlichkeitsdiagnose. Arch. Gynäk. 140, 361 (1930).

— u. G. KORKHAUS: Klinische Zwillingsstudien. Zschr. menschl. Vererb.-Konstit.-lehre 15, 229 (1930).

DAHLBERG, G.: Twin births and twins form a hereditary point of view. Diss. Upsala 1926.

DARWIN, CH.: Über die Entstehung der Arten durch natürliche Zuchtwahl. Schweizerbart, Stuttgart 1884.

DAVIDSON, E. A., and E. E. ROBERTSON: Alzheimer's disease with Acne rosacea in one of identical twins. J. Neurol. 18, 72 (1955).

DECKING, E.: Ephelidenuntersuchungen zum Ausbau der Siemensschen Methode zur Diagnose der Eineiigkeit. Münch. med. Wschr. 73, 1188 (1926).

---

[1] Nach Periodica medica, 4. Aufl. Stuttgart: Thieme 1952.

DIEHL, K., u. O. v. VERSCHUER: Zwillingstuberkulose. Fischer, Jena 1933.

— — Der Erbeinfluß bei der Tuberkulose (Zwillingstuberkulose II). Fischer, Jena 1936.

DOLLMANN V. OYE, W.: Psoriasis universalis. Zbl. Haut-Geschl.krkh. 63, 108 (1939).

DOMARUS, A. v.: Über Calciurie, speziell ihre familiäre Form. Dtsch. Arch. klin. Med. 122, 117 (1917).

DORN, H.: Keloidbildung nach Revaccination bei eineiigen Zwillingen. Zschr. Haut-Geschl.krkh. 23, 78 (1957).

DRESNER, E., and D. A. D. MONTGOMERY: Primary opticusatrophy of Reckling-hausen's disease. Quart. J. Med. 18, 93 (1943).

EHRING, F., u. H. NIERMANN: Lupus bei Zwillingen. Arch. klin. exp. Dermat. 206, 530 (1957).

— — Haut- und Halslymphknotentuberkulose bei 88 Zwillingspaaren. Arch. klin. exp. Dermat. 205, 617 (1958).

FAURA, C.: Dos casos de pitiriasis versicolor acromica en dos hermanas gemelas. Actas dermo-sif. 27, 59 (1934).

FEGELER, F., J. HOLTSCHMIDT u. S. KOHRS: Die Beziehungen des Klippel-Trénau-nay-Weber-Syndroms zum partiellen Riesenwuchs. Arch. Dermat. Syph. 195, 402 (1953).

FISCHER, H. R.: Alopecia areata bei eineiigen Zwillingen. Zschr. Haut-Geschl.krkh. 15, 178 (1953).

FRANCESCHETTI, A., D. KLEIN et L. HEKIMIAN: Angiomes tubéreux à localisations diverses chez deux paires de jumeaux univitellins. Arch. Julius Klaus-Stift. 24, 365 (1949).

GALTON, F.: The history of twins as a criterium of the relative powers of nature and nurture. J. Anthrop. Inst. 1875.

GASSER, J., u. H. WALTHER: Zur Kenntnis der Epidermolysis bullosa et albo-papupoidea. Dermat. Wschr. 120, 417 (1949).

GEDDA, L.: Studio dei Gemelli. Orrizonte Medico, Roma 1951.

— J. TESTA u. A. BENIGNI: Dizygotische Drillinge mit angeborener Alopecie, weißen Haaren und transversaler Palmarfurche bei monozygotischen Brüdern. Acta genet. 3, 117 (1954).

GIGLI, L.: Über familiären Lupus erythematosus. Arch. ital. Dermat. 24, 116 (1951), ref. Dermat. Wschr. 124, 850 (1951).

GLASS, S. J.: Bilateral cryptorchism in identical twins. J. Clin. Endocr. 6, 797 (1946).

GLATZEL, H.: Beiträge zur Zwillingspathologie. Zschr. klin. Med. 116, 632 (1931).

GRAUL, E. H.: Die Subsumption von Morbus Sturge-Weber, Morbus Klippel-Trénaunay und Morbus Parkes Weber unter Bezeichnung „Ekto-neurodermale Hamartome". Hautarzt 4, 510 (1953).

GREENE, I. S.: Atypical laryngeal and vocal changes in adolescence. J. Amer. Med. Ass. 120, 1193 (1942).

GROHMANN, H.: Zur Erbpathologie der Recklinghausenschen Krankheit. Erbarzt 7, 20 (1939).

GRÜNHAGEN, H. v.: Erythematodes chronicus bei eineiigen Zwillingen. Dermat. Wschr. 126, 1089 (1952).

GUCKEISEN, P.: Dystrophia adiposo-genitalis bei eineiigen Zwillingen. Diss. Mün-chen 1940.

GUILLEMINET, M., A. BERTOYE et J. JAQUET: Intervention chirurgical chez deux jumeaux monozygotes pour maladie de Little. Lyon. chir. 43, 500 (1948).

HABS, H.: Krebs und Vererbung. Zschr. klin. Med. 20. 8 (1939).

HARÖ, A. S.: Psoriasis in twins. Ann. Med. intern. Fenn. 40, 225 (1955).

HAZEN, H. H.: Acne indurata in identical twins treated by penicillin. Arch. Dermat. Syph. Chicago **53**, 232 (1946).

HENDREN, O. S.: Identical alopecia areata in identical twins. Arch. Dermat. Syph., Chicago **60**, 793 (1949).

HENLE, K.: Studien über Vererbung von Hautkrankheiten. III. Gefäßmäler und Teleangiektasien. Arch. Dermat. Syph. **143**, 461 (1923).

HIRSCHFELD, L., u. E. v. DUNGERN: Über Nachweis und Vererbung biochemischer Strukturen des Blutes. Z. Immun.forsch. **4**, 531 (1910).

HÖCKER, H.: Konkordantes Auftreten eines exsudativen Ekzematoids bei eineiigen weiblichen Zwillingen. Hautarzt **4**, 21 (1953).

HOEDE, K.: Umwelt und Erblichkeit bei der Entstehung der Schuppenflechte, Würzb. Abh. Med. **27**, 212 (1931).

— Erbpathologie der menschlichen Haut, in G. JUST, Handbuch der Erbbiologie, Bd. I, S. 441. Berlin-Göttingen-Heidelberg: Springer 1940.

— Zur Frage der Erblichkeit der Psoriasis. Hautarzt **8**, 433 (1957).

HOLUB, D. A., M. M. GRUMBACH and J. W. JAILER: Seminiferous tubule dysgenesis (Klinefelter's syndrome) in identical twins. J. Clin. Endocr. **18**, 1359 (1958).

HÜTTENHAIN, E.: Über diskordantes Vorkommen von Sklerodermie bei einem eineiigen Zwillingspaar. Diss. Göttingen 1939.

IDELBERGER, K.: Die Zwillingspathologie des angeborenen Klumpfußes. Untersuchungen an einer unausgelesenen Zwillingsserie von 251 Paaren. Zschr. Orthop. **69**, 1 (1939).

ILLIG, L.: Die Reaktion der Haut des Neurodermitikers auf zwei nikotinsäureesterhaltige Reizstoffe. Dermat. Wschr. **126**, 753 (1952).

JORDAN, P.: Zur Klinik und Pathogenese der Hämangiome der Haut mit besonderer Bezugnahme auf die Sturge-Webersche Krankheit. Hautarzt **1**, 266 (1950).

— Dermatologie in H. MAI u. Mitarb.: Kurzes Lehrbuch der Kinderheilkunde, Augenheilkunde, Hals-Nasen-Ohrenheilkunde und Dermatologie, 2. Aufl. Lehmann, München 1962.

JUDA, A.: Psychiatrisch-genealogische Studien an einer Serie von 392 Hilfsschulzwillingen und deren Familien. Erbarzt **8**, 150 (1940).

KALLMANN, F. J., and D. REISNER: Twinstudies on the significance of genetic factors in tuberculosis. Amer. Rev. Tbc. **47**, 549 (1943).

— W. A. SCHÖNEFELD and S. E. BARERA: The genetic aspects of primary eunuchoidism. Amer. J. Mental. Defic. **38**, 203 (1944).

KAMPEN, B. v.: Beitrag zur Zwillingspathologie der Psoriasis. Diss. Freiburg 1941.

KIFFNER, F.: Die Entstehungsursachen der Mehrlingsgeburt und die Bedeutung besonders der eineiigen Mehrlinge für die Familienforschung. Zbl. Gynäk. **47**, 2686 (1925).

KLEIN, P.: Zur Frage der Diagnose der Eineiigkeit bei Zwillingsschwangerschaft. Arch. Gynäk. **130**, 788 (1927).

KOCH, G.: Zur Klinik, Symptomatologie, Pathologie und Erbpathologie des Klippel-Trénaunay-Weberschen Syndroms. Acta genet. **5**, 326 (1956).

— Neuere Betrachtungen über die Erblichkeit der Sturge-Weberschen Krankheit und von Hippel-Lindauschen Krankheit. Med. Welt **1960**, 1.

KOCH, H.: Gleichzeitiges Auftreten eines Erythema nodosum bei Drillingen, zugleich ein Beitrag zur Frage der Erbbedingtheit des Tuberkulosegeschehens. Klin. Wschr. **19**, 1214 (1934).

KOCHS, A. G.: Eineiige Zwillinge mit Strophulus infantum. Zbl. Haut-Geschl.krkh. **66**, 13 (1941).

— Untersuchungen zur Konstitutions- und Erblichkeitsfrage bei der atopischen Dermatitis (Neurodermitis). Arch. Derm. Syph. **193**, 363 (1951).

Korting, G.: Zur Pathogenese des endogenen Ekzems. Thieme, Stuttgart 1954.

Kranz, H.: Zwillingsforschung. Neue Dtsch. Klin. Erg. 4, 134 (1936).

Krüger, M. E.: Zwillingsbefunde in Mecklenburg. Diss. Frankfurt/M. 1936.

Lassen, M.: Nachgeburtsbefunde bei Zwillingen und Ähnlichkeitsdiagnose. Arch. Gynäk. 147, 48 (1931).

Leers, H.: Recklinghausensche Krankheit und cerebrales Syndrom bei einem höchstwahrscheinlich eineiigen Zwillingspaar. Zschr. menschl. Vererb.-Konstit.-lehre 19, 721 (1936).

Leland, L. S., and D. Hirschl: Epidermolysis bullosa hereditaria letalis. Amer. J. Dis. Child. 87, 321 (1954).

Lenz, W., H. Nowakowski, A. Prader u. C. Schirren: Die Ätiologie des Klinefelter-Syndroms. Schweiz. med. Wschr. 89, 727 (1959).

Leven, L.: Korrelationszahlen und Naevusätiologie. Arch. Dermat. Syph. 148, 614 (1925).

Liebenam, L.: Zwillingspathologische Untersuchungen aus dem Gebiet der Anomalien der Körperform. Partieller Riesenwuchs. Angeborener Pectoralis-Defekt. Dysostosis cranio-facialis. Zschr. menschl. Vererb.-Konst.lehre 22, 373 (1938).

— Konkordantes Vorkommen von Psoriasis vulgaris bei einem eineiigen Zwillingspaar. Erbarzt 10, 248 (1942).

Loewy, E.: Kongenitale Hautdefekte und Keloide bei eineiigen Zwillingen. Dermat. Wschr. 79, 1660 (1924).

Loftis, E. L.: Recklinghausen's disease in identical twins. Arch. Dermat. Syph. Chicago 42, 657 (1940).

Lorincz, A. L., and F. H. Grauer: Simultaneous dyshidrosis in monozygotic twins during their separation. Arch. Dermat. Syph. Chicago 74, 250 (1956).

Lortat-Jacob, L., L. Michaux et R. Sicard: Psoriasis gémellaire. Médecine 9, 122 (1927).

Lotze, R.: Zwillinge. Hohenlohesche Buchhandlung F. Rau, Oehringen 1937.

Luchsinger, R., u. E. Hanhart: Über erhebliche Manifestationsschwankungen rezessiver Taubheit bei drei eineiigen Zwillingspaaren. Arch. Julius Klaus-Stift 24, 417 (1949).

Luxenburger, H.: Die Zwillingsforschung als Methode der Erbforschung beim Menschen in G. Just, Handbuch der Erbbiologie, Bd. II, S. 213. Berlin: Springer 1940.

MacFarland, J., and T. S. Meade: The genetic origin ot tumours supported by their simultaneous and symmetrical occurence in homologous twins. Amer. J. Med. Sc. 184, 66 (1932).

Macklin, M. T.: Tumours in monozygous and dizygous twins (report of 19 new cases). Canad. Med. Ass. J. 44, 604 (1941).

Marchionini, A.: Neurodermitis, atopische Dermatitis und spätexsudatives Ekzematoid. In Fortschr. prakt. Dermatol. u. Venerol., Bd. 1, S. 12. Berlin-Göttingen-Heidelberg: Springer 1952.

— Neuere Untersuchungen über die Neurodermitis constitutionalis. In Fortschr. prakt. Dermatol. u. Venerol., Bd. 3, S. 42. Berlin-Göttingen-Heidelberg: Springer 1960.

Margarot, J., P. Rimbaud, J. Ravoire et P. Senstein: Pélade décalvante chez deux jumelles. Arch. Soc. sc. méd. biol. Montpellier 20, 263 (1959).

Mayr, J.: Zur Vererbbarkeit des Ekzems. Arch. Dermat. Syph. 171, 612 (1935).

— Zur Vererbung bei der Psoriasis vulgaris. Dermat. Wschr. 106, 569 (1938).

Meirowsky, E.: Über die Entstehung der sogenannten kongenitalen Mißbildungen der Haut. Arch. Dermat. Syph. 127, 1 (1919).

— Über die Genodermatosen der Haut. Zbl. Haut-Geschl.krkh. 4, 241 (1922).

— Zwillingspathologie und Ätiologie der Muttermäler. Dermat.Wschr. 79, 973 (1924).

MEIROWSKY, E.: Über die Ursachen der Muttermäler. Münch. med. Wschr. 71, 1200 (1924).
— Die Ätiologie der Muttermäler. Münch. med. Wschr. 71, 1365 (1924).
— Neue Untersuchungen über die Ätiologie und Pathologie der erblichen Mißbildungen der Haut (der sog. Genodermatosen). Dermat. Wschr. 80, 249 (1925).
— NeueUntersuchungen über dieÄtiologie derMuttermäler.Klin.Wschr.5,505(1926).
— Neue Untersuchungen über die Ätiologie der Muttermäler. Arch. Dermat. Syph. 151, 381 (1926).
— u. F. LEVEN: Tierzeichnung, Menschenscheckung und Systematisation der Muttermäler. Arch. Dermat. Syph. 134, 1 (1921).
MELSOM, R.: Dermatological investigations on 22 pairs of identical twins. Acta dermat.-venereol. 25, 29 (1945).
MITSCHRICH, H.: Zwillingstuberkulose III. Fischer, Stuttgart 1956.
MÖLLER, E.: Zwei Zwillingsbrüder mit Ichthyosis, Graefeschem Syndrom und akromegalen Wachstumsstörungen. Uskr. Laeger 86, 639 (1924).
MOHR, J.: Vitiligo in a pair of monovular twins. Acta genet. 2, 252 (1951).
MOREL, F., et R. DE MONTMOLLIN: Homosexualité concordante chez deux jumeaux univitellins. Arch. Suiss. Neurol. 51, 150 (1953).
NEKAM, L.: Dermatologische Beziehungen von erbwissenschaftlichen Beobachtungen an Budapester Zwillingen. Orv. hétil. 1939, 875, ref. Zbl. Haut-Geschl.krkh. 64, 210 (1940).
— Dermatologische Beziehungen der heredobiologischen Untersuchungen an Budapester Zwillingen. Börgyogy venerol. Szemle 18, 41 (1940), ref. Zbl. Haut-Geschl.krkh. 66, 91 (1941).
NEUSS, O.: Konkordanter Zoster oticus bei eineiigen Zwillingen. Münch. med. Wschr. 102, 479 (1960).
NIERMANN, H.: Zum Erbgang der albo-papuloiden Form der Epidermolysis bullosa. Vortrag, 79. Tg. Ver. rhein.-westf. Dermatologen in Münster am 26./27. 11. 1955.
— Zwillingsuntersuchungen bei Hauttuberkulose. Acta genet. 5, 321 (1956).
— Bericht über 230 Zwillinge mit Hautkrankheiten. Zschr. menschl. Vererb.-Konstit.lehre 34, 483 (1958).
— Erbbiologischer Beitrag zum Formenkreis der sog. Psoriasis pustulosa. Vortrag, 82. Tg. Ver. rhein.-westf. Dermatologen in Essen am 4. 5. 1958.
— Neurodermitis und Ichthyosis vulgaris bei drei eineiigen Zwillingspaaren. Vortrag, IV. klin. Colloquium am 25. 7. 1956 in Münster.
— Neuere Ergebnisse der Erbpathologie der Haut in A. MARCHIONINI: Fortschr. prakt. Dermatol. u. Venerol., Bd. 3, S. 282. Berlin-Göttingen-Heidelberg: Springer 1960.
— u. F. EHRING: Zur Methodik der Zwillingserfassung. Zschr. menschl. Vererb.-Konstit.lehre 34, 33 (1957).
— u. L. SCHOELLER: Familienuntersuchungen bei 20 Patienten mit chromatin-positivem Klinefelter-Syndrom. Zschr. menschl. Vererb.-Konst.lehre 35, 396 (1960).
OETTLE, A. G.: Rodent ulcers in identical twins. Arch. Dermat. Syph. Chicago 74, 167 (1956).
PARHON, C. J., et J. SIMIAN: Cryptorchidie unilatérale gauche chez deux jumeaux agé de 5 ans. Bull. Sect. endocrin. Soc. roum. Neurol. 3, 44 (1937).
PASINI, A.: Distrofia cutanea bolloso-atrofizante ed albo-papuloide. Giorn. ital. dermat. 69, 558 (1928).
— Epidermolisi congenita bollosa ed albo-papuloide. Giorn.ital.dermat.73,125(1932).
PAYENNEVILLE, J.: Langue scrotale en série familiale. Ann. dermat. syph. 1905, 141.
PECK, S., and S. CHIANTELLA: Epidermolysis bullosa congenita in twins. Myasthenia gravis (girl). Arch. Dermat. Syph. Chicago 73, 625 (1956).

Pena, N.: Acné vermoulante du visage chez deux frères jumeaux. Bull. Soc. frc. dermat. syph. 40, 144 (1933).

Pfaendler, U.: L'importance de l'hérédité dans le psoriasis, mise en évidence par l'étude des souches et par la méthode des jumeaux. Ann. dermat. syph. 78, 445 (1951).

Pfister, A.: Beobachtungen an eineiigen Zwillingspaaren. Arch. Julius Klaus-Stift. 12, 587 (1937).

Poll, H.: Über die Zwillingsforschung als Hilfsmittel menschlicher Erbkunde. Zschr. Ethnologie 46, 87 (1914).

— Erbkunde der Haut. Dermat. Wschr. 84, 849 (1927).

— Zwillinge in Dichtung und Wirklichkeit. Zschr. Neurol. 128, 1 (1930).

Pusey, W. A., and H. Rattner: Acne in one of identical twins. Arch. Dermat. Syph. Chicago 29, 706 (1934).

Romanus, T.: Psoriasis from a prognostic and hereditary point of view. Acta dermat.-venereol. Suppl. 12, 1 (1945).

— Psoriasis in twins. Hereditas 33, 927 (1947).

Rosanoff, A. J.: Influence of heredity on cancer. J. Amer. Med. Ass. 98, 2155 (1932).

Rost, G. A., u. A. Marchionini: Asthma-Ekzem, Asthma-Prurigo und Neurodermitis als allergische Hautkrankheiten. Kabitzsch, Leipzig 1932.

Sachs, B.: Über angeborenen partiellen Riesenwuchs. Mitteilung von sechs neuen Fällen. Zschr. Kinderheilk. 66, 36 (1948).

Saunders, T. S.: Rosacea in twins. Arch. Dermat. Syph. Chicago 50, 269 (1944).

Schade, H.: Vaterschaftsbegutachtung. Schweizerbart, Stuttgart 1954.

Schachter, M.: Vitiligo généralisé chez un jumeau univitellin. Ann. paediatr. Basel 169, 337 (1947).

Schäfer, W.: Übereinstimmende pathologisch-anatomische Befunde als Beitrag zur Zwillingspathologie. Endokrinologie 7, 268 (1930).

Schiff, F.: Über das serologische Verhalten eines Paares eineiiger Zwillinge. Berl. klin. Wschr. 51, 1405 (1914).

Schiff, F., u. O. v. Verschuer: Serologische Untersuchungen an Zwillingen. Klin. Wschr. 10, 723 (1931), Zschr. Morph. Anthrop. 32, 244 (1933).

Schiller, M.: Zwillingsprobleme, dargestellt auf Grund von Untersuchungen an Stuttgarter Zwillingen. Zschr. Konstit.lehre 20, 284 (1937).

Schnyder, U. W.: Neurodermitis, Asthma, Rhinitis. Basel: Karger 1960.

Schokking, C. Ph.: Uitbreiding van het Tweelingonderzoek in Nederland. Mulder u. Zoon, Leiden 1931.

Schrempf, K.: Tuberkulosedisposition und Erblichkeit. Beitr. Klin. Tbk. 84, 508 (1934).

Schumacher, J.: Dystrophia adiposo-genitalis bei eineiigen Zwillingen. Erbarzt 8, 167 (1940).

Sezary, A., et R. Rabut: Erythéme induré de Bazin survenu simultanément chez deux jumelles. Ann. dermat. syph. 1943, 179.

Siemens, H. W.: Zur Klinik, Histologie und Ätiologie der sog. Epidermolysis bullosa traumatica (Bullosis mechanica) mit klinisch-experimentellen Studien über die Erzeugung von Reizungsblasen. Arch. Dermat. Syph. 134, 454 (1921).

— Studien über Vererbung von Hautkrankheiten. I. Epidermolysis bullosa hereditaria (Bullosis mechanica simplex). Arch. Dermat. Syph. 139, 45 (1922).

— Literarisch-statistische Untersuchungen über die einfache und dystrophische Form der sog. Epidermolysis (autonome Bullosis mechanica). Arch. Dermat. Syph. 143, 390 (1923).

Siemens, H, W.: Studien über Vererbung von Hautkrankheiten. V. Atherom, zugleich ein Beitrag zur Klinik der Epidermoide und der Follikularcysten. Arch. Dermat. Syph. 144, 175 (1923).
— Einführung in die allgemeine und spezielle Vererbungspathologie des Menschen. Springer, Berlin 1923.
— Die Zwillingspathologie. Springer, Berlin 1924.
— Über die Bedeutung der Erbanlagen für die Entstehung der Muttermäler. Arch. Dermat. Syph. 147, 1 (1924).
— Zur Kenntnis der Epheliden mit Bemerkungen über Haarbleichung und Haarfarbenbestimmung. Arch. Dermat. Syph. 147, 210 (1924).
— Läßt sich die „keimplasmatische Naevustheorie" aufrechterhalten? Arch. Dermat. Syph. 148, 625 (1925).
— Vererbungspathologie der Akne. Münch. med. Wschr. 73, 1514 (1926).
— Zur Klinik und Ätiologie der Naevi. Arch. Dermat. Syph. 151, 377 (1926).
— Die Vererbungspathologie der Mundhöhle. Münch. med. Wschr. 75, 1747 (1928).
— Die Vererbung in der Ätiologie der Hautkrankheiten, in J. Jadassohn: Handbuch der Haut- und Geschlechtskrankheiten, S. 1. Berlin: Springer 1929.
— Die Vererbungsmodi bei den Hautkrankheiten. Wissenschaftl. Woche Frankfurt/Main 2.—9. 9. 1934, Thieme, Leipzig 1934.
— Zur Geschichte der Zwillingsmethodik. Zschr. menschl. Vererb.-Konst.lehre 31, 171 (1952).
— Die Zwillingspathologie der Vitiligo. Acta genet. 2, 118 (1953).
— Über die Erblichkeit der Gefäßmäler. Arch. Dermat. Syph. 195, 525 (1953).
— u. X. Hunold: Zwillingspathologische Untersuchungen der Mundhöhle. Arch. Dermat. Syph. 147, 409 (1924).
Spaich, D., u. M. Ostertag: Untersuchungen über allergische Erkrankungen bei Zwillingen. Zschr. menschl. Vererb.-Konstit.lehre 19, 731 (1936).
Spindler, P., u. A. Fink: Neue Wege der Zwillingsforschung. Wien. med. Wschr. 1956, 281.
Stamm, C.: Gleichzeitiges Auftreten verschiedener Tuberkuloseformen bei Zwillingen. Mschr. Kinderheilk. 48, 497 (1930).
Steiner, F.: Nachgeburtsbefunde bei Mehrlingen und Ähnlichkeitsdiagnose. Arch. Gynäk. 159, 509 (1935).
Stoppelaar, F.: Erythema nodosum bei einem monozygoten Zwilling. Ned. tschr. geneesk. 1942, 772.
Strandskov, H. H., u. G. W. Diederich: Rh-blood factor among twins. Human. Biol. 17, 195 (1945).
Strupler, W.: Diskordante Mißbildungen bei eineiigen Zwillingen. Arch. Julius Klaus-Stift. 22, 169 (1947).
Teller, H., B. Lindner u. W. Götze: Konkordanter doppelseitiger Trigeminusnaevus bei eineiigen Zwillingen mit gleichartigen enzephalographischen Befunden. Dermat. Wschr. 127, 488 (1953).
Terhaag, A.: Zur Erbpathologie und Pathogenese des Lupus vulgaris — unter besonderer Berücksichtigung der Zwillingspathologie. Dermat. Wschr. 119, 510 (1947/48),
Testa, J., u. H. Richarz: Ein zweiter Fall von Epidermolysis hereditaria letalis bei dem einen Partner eines neugeborenen Zwillingspaares. Infanzia 5, 5 (1955).
Thorndike, E. L.: Measurements of twins. Arch. of Phil., Psychol. a. Sc. Meth. 1, 1 (1901).
Tiedemann, G.: Zur Frage der Erblichkeit von Gefäßmälern. Arch. Dermat. Syph. 192, 327 (1951).
Tobias, N.: Immature vascular nevi in identical twins. Arch. Dermat. Syph. Chicago 78, 318 (1958).

Touraine, A.: Classification des épidermolyses bulleuses. Ann. dermat. syph. 1942, 221 und 309.

Troisier, M. J., et le Bayon: Studio genetico sulle vene varicose. Ann. med. 41, 30 (1937).

Turnacliff, D. D.: Alopecia areata in twins. Arch. Dermat. Syph. Chicago 24, 1122 (1931).

Turpin, R.: Contribution a la pathologie des jumeaux. Sem. hop. de Paris 19, 501 (1938).

— et A. Caratzali: Pathologid-conclusions d'une étude génétique de la langue plicatureé. Compt. rend. Acad. sc. 196, 2040 (1939).

Uehlinger, E., u. M. Künsch: Über Zwillingstuberkulose. Untersuchungen an 46 Paaren. Beitr. Klin. Tbk. 92, 275 (1938).

Vaccarezza, R. F., y J. Dutrey: El factor genetico en la patogenia de la tuberculosis, su estudio en 286 pares de gemelos. Catedra pat. clin. tbc. 6, 181 (1954).

Verschuer, O. v.: Der gegenwärtige Stand der Zwillingsforschung. Arch. soz. Hyg. 1, 140 (1925).

— Anthropologische Studien an ein- und zweieiigen Zwillingen. Zschr. indukt. Abstamm-Vererb.lehre 41, 115 (1925).

— Grundlegende Fragen der vererbungsbiologischen Zwillingsforschung. Münch. med. Wschr. 72, 1562 (1925).

— Die Wirkung der Umwelt auf die anthropologischen Merkmale nach Untersuchungen an eineiigen Zwillingen. Arch. Rassenbiol. 17, 149 (1926).

— Die vererbungsbiologische Zwillingsforschung. Med. Welt 1, 1 (1927).

— Erbpathologie. 3. Aufl. Steinkopff, Dresden 1945.

— Die Zwillingsforschung als Methode der Genetik beim Menschen. S.A.S. Bologna 1949, 1.

— Wirksame Faktoren im Leben des Menschen. Steiner, Wiesbaden 1954.

— Tuberkulöse Zwillinge. Nachuntersuchung nach 20 Jahren. Dtsch. med. Wschr. 80, 1635 (1955).

— Die erblichen Grundlagen des Geschlechts beim Menschen in H. Giese: Die Sexualität des Menschen. Enke, Stuttgart 1955.

— Die genetischen Grundlagen der Sexualkonstitution beim Menschen. Zschr. menschl. Vererb.-Konstit.lehre 33, 316 (1955/56).

— Über den methodischen Beitrag der Zwillingsforschung für die Humangenetik. Acta genet. 7, 21 (1957).

— Genetik des Menschen. Urban u. Schwarzenberg, München 1959.

— Die Frage der Erblichkeit bei Infektionskrankheiten und malignen Tumoren. Dtsch. med. Wschr. 86, 1029 (1961).

— W. M. Kinkelin u. V. Zipperlen: Die vererbungsbiologische Zwillingsforschung. Ihre biologischen Grundlagen, Studien an 102 eineiigen und 45 gleichgeschlechtlichen zweieiigen Zwillings- und an 2 Drillingspaaren. Erg. inn. Med. 31, 35 (1927).

— u. E. Kober: Die Frage der erblichen Disposition zum Krebs. Vorläufige Mitteilung über eine auslesefreie Zwillingsserie. Zschr. Krebsforsch. 50, 5 (1940).

— — Die Frage der erblichen Disposition zum Krebs. Abh. d. Mathemat.-Naturwiss.kl. d. Akadem. d. Wissenschaften u. d. Literatur, Mainz 1956.

Versluys, J. J.: Bijdrage tot de tweelingen pathologie in verband met de erfelijkheidleer. Diss. Amsterdam 1928.

— Zwillingspathologischer Beitrag zur Ätiologie der Tumoren. Zschr. Krebsforsch. 41, 239 (1934).

Vogel, F.: Dermatologische Beobachtungen an eineiigen Zwillingen: Vitiligo, Ichthyosis simplex, Psoriasis. Zschr. Haut-Geschl.krkh. 20, 1 (1956).

Vogel, F.: Lehrbuch der allgemeinen Humangenetik. Berlin-Göttingen-Heidelberg: Springer 1961.

Vohwinkel, K. H.: Beitrag zur Zwillingspathologie der Psoriasis. Dermat. Wschr. 94, 340 (1932).

Waaler, G.: Über die Erblichkeitsverhältnisse des Krebses auf Grund des vom Norwegischen Krebskomitees gesammelten Materials. Norsk. Mag. Laegevidensk. 92, 1 (1931).

Waardenburg, P. J.: Eiigkeitsdiagnose der Zwillinge. Klin. Wschr. 6, 603 (1927).

Wagner, G. A.: Zur Diagnose der Eineiigkeit oder Zweieiigkeit der Zwillinge. Med. Klin. 23, 936 (1927).

Walker, N. F., and O. Smiths: Genetic control of some serum proteins in normal human. Nature 176, 1265 (1955).

Walther, T.: Epidermolysis bullosa hereditaria letalis. Eine Übersicht und ein Bericht über 2 Fälle. Ann. Paediat., Basel 180, 382 (1953).

Weber, F. P.: Psoriasis arthropathica in a woman whose twin sister was similarly affected. Proc. roy. Soc. Med. 27, 589 (1934).

Weidman, A. I., L. S. Zion and A. E. Mamelok: Alopecia areata occurring simultaneously in identical twins. Arch. Dermat. Syph. Chicago 74, 424 (1956).

Weitz, W.: Studien an eineiigen Zwillingen. Zschr. klin. Med. 101, 115 (1924).

— Die Vererbung innerer Krankheiten. 2. Aufl., Nölke, Hamburg 1949.

— Über die Beschaffung von Zwillingsmaterial. Dtsch. med. Wschr. 79, 1458 (1954).

Werner, B.: Verzögerung des Hodendescensus und Leistenbruch bei eineiigen Zwillingen. Dtsch. med. Wschr. 55, 1043 (1929).

Wespi, H.: Schizophrenie bei eineiigen Zwillingen. Kasuistischer Bericht zum Problem „endogen-exogen" in der Schizophrenieforschung. Schweiz. Arch. Neurol. 48, 110 (1941).

Zieler, K.: Ergebnisse der Untersuchungen über die Erblichkeit der Schuppenflechte. Arch. Dermat. Syph. 160, 57 (1930).

Zingsheim, M.: Das Verhalten eines eineiigen Zwillingspaares auf Nahrungsmittelallergene. Erbarzt 8, 207 (1940).

Zinsser, F.: Zwillinge mit Alopecia areata. Zbl. Haut- u. Geschl.-Kr. 23, 24 (1927).